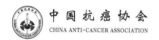

中国抗癌协会
CHINA ANTI-CANCER ASSOCIATION

伦理审查

中国肿瘤整合诊治技术指南（CACA）

CACA TECHNICAL GUIDELINES FOR HOLISTIC INTEGRATIVE MANAGEMENT OF CANCER

2023

丛书主编：樊代明

主　　编：洪明晃　阎　昭

U0244795

天津出版传媒集团

天津科学技术出版社

图书在版编目(CIP)数据

伦理审查 / 洪明晃, 阎昭主编. —— 天津 : 天津科学技术出版社, 2023.8
("中国肿瘤整合诊治技术指南(CACA)"丛书 / 樊代明主编)
ISBN 978-7-5742-1119-3

Ⅰ.①伦… Ⅱ.①洪… ②阎… Ⅲ.①肿瘤－诊疗－医学伦理学－研究 Ⅳ.①R73-052

中国国家版本馆 CIP 数据核字(2023)第 078040 号

伦理审查
LUNLI SHENCHA

策划编辑：方　艳
责任编辑：李　彬
责任印制：兰　毅

出　　版：天津出版传媒集团
　　　　　天津科学技术出版社
地　　址：天津市西康路 35 号
邮　　编：300051
电　　话：(022)23332390
网　　址：www.tjkjcbs.com.cn
发　　行：新华书店经销
印　　刷：天津中图印刷科技有限公司

开本 787×1092　1/32　印张 5.5　字数 84 000
2023 年 8 月第 1 版第 1 次印刷
定价：64.00 元

编委会

丛书主编

樊代明

主　编

洪明晃　阎　昭

副主编（姓氏拼音排列）

鲍　军　曹　烨　陈　震　李　洁　李　宁　罗素霞
徐　立

主　审

詹启敏　刘昌孝　李　洁

副主审（姓氏拼音排列）

李义庭　梁茂植　刘云鹏　王晓稼　翟晓梅

审　阅（姓氏拼音排列）

冯四洲　付　强　金　风　李　慧　李　娟　瓯江华
宋现让　孙　涛　汪秀琴　徐建芳　仰曙芬　余红平
张　峰　周　宏

编　委（姓氏拼音排列）

鲍　军　曹　烨　常建华　陈　鹏　陈　震　陈志坚

崔丹丹　丁晶　范贞　高静　龚继芳　何丰博

何志勇　洪明晃　洪倩　黄婧智　康金秀　李璐

李慧　李洁　李坤艳　李宁　廖红舞　林璐

刘瑞爽　刘小林　刘志敏　柳萍　陆明莹　罗素霞

潘旭芝　齐长松　秦艳　孙健　孙言才　孙岩萍

田丽　王贵英　王晓霞　王雨萌　王育生　吴大维

熊露丹　徐立　徐强　徐伟珍　阎昭　颜晓菁

杨凤　杨晓棠　应志涛　张迪　张明辉　张玮静

张勇　赵青

目录 Contents

第六章　跟踪审查 ……………………083

第一章

伦理及伦理审查概论

药物临床试验的设计与实施应遵循两大基本原则——科学性和伦理性。伦理审查委员会审查是保护研究参与者的安全与权益、保证药物临床试验符合伦理准则的重要措施之一，在药物临床研究中发挥重要作用。

一、伦理审查的重要性和必要性

2021年1月1日起正式施行的《中华人民共和国民法典》规定，"为研制新药、医疗器械或者发展新的预防和治疗方法，需要进行临床试验的，应当依法经相关主管部门批准并经伦理审查委员会审查同意，向研究参与者或者研究参与者的监护人告知试验目的、用途和可能产生的风险等详细情况，并经其书面同意"。

2022年《中华人民共和国科学技术进步法》提倡"科学家精神""工匠精神"，同时要求科技人员"遵守学术和伦理规范"，"禁止危害国家安全、损害社会公共利益、危害人体健康、违背科研诚信和科技伦理的科学技术研究开发和应用活动。"

2022年新修订的《中华人民共和国执业医师法》明确要求医师在执业活动中，"遵循临床诊疗指南，遵守临床技术操作规范和医学伦理规范等"；"尊重、关心、爱护患者，依法保护患者隐私和个人信息"；"医师开展药物、医疗器械临床试验和其他医学临床研究应当符合国家有关规定，遵守医学伦理规范，依法通过伦理审查，取得书面知情同意。"

《药品管理法》规定开展药物临床试验，应当符合伦理原则，制定临床试验方案，经伦理审查委员会审查同意。

《药物临床试验质量管理规范》作为国家卫健委和国家药监局联合发布的部门规章，更是从研究参与者保护、试验各方职责、质量体系、医疗保障、合规性要求等各个方面，对伦理审查委员会、研究者和申办者提出了非常具体、可操作性强的要求。特别强调"伦理审查与知情同意是保障研究参与者权益的重要措施"。

中国肿瘤发病与防治均有自身特点，因此中国医生应结合临床诊疗问题和独特诊治经验开展满足中国肿瘤防治需求的临床研究。中国抗癌协会系列指南秉持整合医学理念，在指南（肿瘤篇）中关注"防-筛-诊-治-康"全程管理，在指南（技术篇）中重点体现"评-扶-控-护-生"整体观念。这本中国抗癌协会医学伦理学专业委员会编写的《伦理审查》指南将为中国肿瘤学界开展临床研究的伦理审查工作提供伦理准则和操作技术指导。

二、伦理审查的独立性和自律性

伦理审查委员会一般由法人单位负责建立或批准，并提供必要的工作条件。伦理审查委员会应独立开展审查工作，不受任何单位和个人影响，保持伦理审查中道德判断的独立性。

伦理审查委员会的自律性体现在：责任心，担任委员是一种荣誉更是一份责任；同理心，关心处于相对弱势的研究参与者；敬畏心，尊重法规和道义；不贪心，遵守利益冲突回避原则；虚心，对不懂不熟悉的问题，请教或邀请专家参与审查；吐故纳新，伦理审查委员会有定期更新机制，保持组织的有效性。

伦理审查委员会还要接受来自公众和管理部门的监督。

三、伦理审查能力与工作效率

伦理审查委员会应遵守法律法规，认真履行职责，切实保护研究参与者的权益和安全。具有审查各种方案的能力、处理各种复杂情况的能力、关注和保护研究参与者的能力。

时间就是生命。伦理审查委员会应不断优化审查或备案流程，提高工作效率，必要时建立快速审查通道，以保障研究参与者权益得到有效及时保护，提高工作效率，在合理时限内完成临床试验相关资料审查或者备案流程，并给出明确书面审查意见。

四、肿瘤临床研究的特点与伦理挑战

恶性肿瘤发展快、预后差，及时、规范的治疗非常重要；肿瘤患者参与临床研究，可能接受一个疗效尚不确切、安全性无保证的方案，存在"试错"可能，机会成本巨大。因此，临床研究应最大程度减少这种"试错"。肿瘤患者参加的临床研究应以临床价值为导向，保障研究参与者的基本医疗为前提，这是肿瘤临床研究最基本的"伦理原则"。

2021年国家药监局发布的《以临床价值为导向的抗肿瘤药物临床研发指导原则》特别指出：对参与研究的肿瘤患者，临床试验已成为治疗手段；新药研发应以患者探索更优（更有效、更安全或更经济等）治疗选择作为最高目标；新药研发的根本价值是解决尚未被满足的临床需求，实现患者获益的最大化。

抗肿瘤药物上市之路，过程漫长，情况复杂，涉及患者紧迫医疗需要和市场激烈竞争，申办者与参与的临床试验机构，都希望启动快、过程顺利、早日完成、尽快上市和发表文章。因此，相关人员的伦理理论素养、伦理审查委员会的伦理审查能力面临重大挑战。

研究者、申办者不断加强学习，恪守伦理原则，不断提高自身的伦理素养；伦理审查委员会应强化伦理责任，做好伦理监督，提高审查能力和工作效率。临床研究各参与方，要把研究参与者权益和安全放在首位，把"以临床价值为导向""以患者为中心"等理念落到实处。

第二章

伦理审查委员会的
组成与运行

一、人员组成

伦理审查委员会应制定《伦理审查委员会章程》，对伦理审查委员会的组成、运行、换届等进行规定。

（一）委员

伦理审查委员会的委员应当从生命科学、医学、生命伦理学、法学等领域的专家和非本机构的社会人士（即：不隶属于本单位且不是本单位成员的直系亲属）中遴选产生，不得少于7人，并且应当有不同性别的委员，民族地区应考虑有少数民族委员。伦理审查委员会经常审查涉及特定群体的研究参与者的研究，应有熟悉此类人群特点，或有与此人群相关工作经验的委员。医疗机构可以采取招聘、推荐等方式，形成伦理审查委员会的候选人名单，然后提交医疗机构讨论决定并任命。

（二）独立顾问

必要时，伦理审查委员会可以聘请独立顾问，以覆盖被审查研究的专业领域。独立顾问对所审查研究的特定问题提供咨询意见，不参与表决，不得存在利益冲突。独立顾问可以是伦理或法律方面的、特定疾病或方法学的专家，或是特殊疾病人群、特定地区人群/族群或其他特定利益团体的代表。

独立顾问需要签署保密协议。

(三) 任命和任期

委员任期不超过 5 年，可连任。设主任委员 1 人，副主任委员若干人，由伦理审查委员会委员协商推举或选举产生，并由医疗机构颁发正式书面文件任命伦理审查委员主任委员、副主任委员、委员、替补委员以及秘书。伦理审查委员会委员应当具备相应的伦理审查能力，首次聘任的委员和秘书应当经过岗前培训，经考核合格后上岗。

(四) 辞职

委员因健康、工作调离或其他个人原因不能继续履行委员职责，应书面申请辞去委员职务。

(五) 免职

若受聘委员未能履职 (如，经常缺席会议、行为不当，或有尚未解决的利益冲突问题等)，伦理审查委员会可做出免职决议，并对其未能履职原因予以说明。

(六) 换届

应当考虑伦理审查能力的发展和工作的连续性、委员的专业类别。换届候选委员采用招聘、推荐的方式产生，然后提交医疗机构讨论决定。

（七）伦理审查委员会办公室

应根据审查工作实际需要配备能够胜任工作的专（兼）职秘书和工作人员。办公室应有独立办公场所、必要的办公设施及与审查项目数量相匹配的档案室和资料柜，有条件的可根据需要配备相关信息化管理系统。

（八）备案

医疗卫生机构应当在伦理审查委员会设立之日起3个月内向其机构执业登记机关备案，在国家医学研究登记备案信息系统上传信息。机构伦理审查委员会应当于每年3月31日前向备案的机关提交上一年度伦理审查委员会工作报告。

二、审查能力培训

（一）培训制度

伦理审查委员会应建立培训机制，确保委员具备相应的伦理审查能力，能审查临床试验相关伦理学和科学等方面的问题。所有新委员、秘书和办公室工作人员至少接受过一期生命科学、医学研究伦理知识、GCP等相关法律法规的培训，并获得培训证书后方可行使其职责。同时，还要接受伦理审查委员会相关制度和标准操作规程的培训，培训记录保存在伦理审查委员会办公室。

（二）继续教育

委员定期接受相关继续教育并保存培训记录。伦理审查委员会应及时组织全体委员学习新颁布或修订的法律、法规、政策、指南，新颁布或修订的伦理审查委员会制度、指南及标准操作规程。伦理审查委员会负责定期对医疗机构内相关人员进行伦理知识培训。

三、工作职责

（一）伦理审查委员会职责

伦理审查委员会应根据伦理审查工作需要不断完善组织管理和制度建设以及标准操作规程，保护研究参与者合法权益，维护人格尊严，避免公共利益受损，促进涉及人的生命科学和医学研究规范开展；对本机构或其他机构委托开展的临床研究进行伦理审查，包括初始审查、跟踪审查和复审等。

（二）伦理审查委员会委员职责

委员应同意公开其姓名、职业和隶属关系；签署保密协议，承诺对伦理审查工作中获知的敏感信息履行保密义务；签署利益冲突申明。主任委员负责主持审查会议，审签会议记录，审签决定文件。当主任委员因利益冲突或其他原因缺席审查会议时，可授权副主任委员履行主委职责。委员准时参加伦理审查会议，准确评审会议的各项内容，积极参与讨论，对研究进行审核并做出审查决议。

（三）伦理审查委员会办公室

为伦理审查委员会的建设与运行提供日常服务、开展伦理知识的宣传活动，提供伦理咨询、受理并协调处理研究参与者的申诉、并向备案的执业登记机关提交伦理审查委员会年度工作报告。伦理审查委员会秘书负责受理伦理审查申请材料、审查会议事务和简易程序审查事务，文件与档案管理等；伦理审查委员会工作人员协助伦理审查委员会秘书负责办公室日常工作。

四、规章制度

（一）独立性

伦理审查委员会应当建立伦理审查工作制度、标准操作规程，健全利益冲突管理机制和伦理审查质量控制机制，保证伦理审查过程独立、客观、公正。任何机构和个人不得干预伦理审查委员会伦理审查过程及审查决定。委员与研究存在利益冲突时，应当在研究审查前进行申明，应当回避审查，投票或者提出审查意见的委员应当独立于被审查的临床研究。伦理审查委员会受理研究参与者的投诉并协调处理，确保研究不会将研究参与者置于不合理风险之中。

（二）审查时限

伦理审查委员会对受理的申报项目应当在30天内开展伦理审查，提供审查意见。情况紧急的，应当及时开展伦理审查。对于重大突发事件，紧急情况下，应在72小时内开展伦理审查、出具审查意见。

（三）审查意见

伦理审查委员会可以对审查或跟踪审查的研究做出：批准、不批准、修改后批准、修改后再审、继续研究、暂停或者终止研究的决定，并应当说明理由。委员应对研究所涉及的伦理问题进行充分讨论后投票，与审查决定不一致的意见应当详细记录在案。

（四）主审

伦理审查可实行主审制，可为每个研究安排不少于2名主审委员，主审委员应填写审查工作表。

（五）会议法定人数

伦理审查委员会章程应规定召开审查会议所需的法定到会人数，最少到会委员人数应达到全体委员人数的半数以上，并不少于五人。到会委员应包括生命科学、医学、生命伦理学、法学等相应专业背景的委员和非本机构的社会人士，不同性别的委员，民族地区应当考虑少数民族委员。伦理审查委员会会议审查意见的投票委员应当参与会议审查和讨论。因利益冲突退出审查会议的委员，不计入法定人数。

（六）审查类别

审查类别分为初始审查、跟踪审查和复审。

1.初始审查的程序

（1）初始审查是指在研究开始实施前研究者首次向伦理审查委员会提交的审查申请，伦理审查委员会参照相关伦理审查法律、法规的标准进行审核，经审查批准后研究方可实施的一系列程序。

（2）初始审查申请的送审文件

a.研究材料诚信承诺书；

b.伦理审查申请表；

c.研究人员信息、研究所涉及的相关机构的合法资质证明以及研究经费来源说明；

d.研究方案、相关资料，包括文献综述、临床前研究和动物实验数据等资料；

e.知情同意书；

f.生物样本、信息数据的来源证明；

g.科学性论证意见；

h.利益冲突申明；

i.招募广告及其发布形式；

j.研究成果的发布形式说明；

k.伦理审查委员会认为需要提交的其他相关材料。

2.初始审查方式

伦理审查委员会对研究项目的初始审查一般采取会议审查方式。

3.跟踪审查的程序

对已批准的临床研究，伦理审查委员会应根据研究风险程度和发生研究风险的可能性进行一定频率跟踪审查，包括修正案审查，年度/定期跟踪审查，严重不良事件审查，不依从/违背方案审查，暂停/提前终止研究审查，结题审查等。跟踪审查的委员不得少于2人，在跟踪审查时应及时将审查情况报告伦理审查委员会。审查频率应当根据研究参与者风险程度而定，但至少一年审查一次。跟踪审查包括以下内容：

（1）是否按照已批准的研究方案进行研究并及时报告；

（2）研究过程中是否擅自变更项目研究内容；

（3）是否增加研究参与者风险或者显著影响研究实施的变化或者新信息；

（4）是否需要暂停或者提前终止研究项目；

（5）其他需要审查的内容。

4.复审的程序

初始审查和跟踪审查后，如对伦理审查意见有不同看法，可以通过"复审申请"方式提出不同意见，请伦理审查委员会重新考虑决定。

（七）审查方式

伦理审查委员会应对临床研究的科学性和伦理性进行审查，审查方式有：会议审查、简易程序审查、紧急会议审查。会议审查是主要审查方式，审查会议的安排应保证审查及时性；简易程序审查是会议审查的补充形式，目的是提高低风险事件的审查效率；紧急会议审查是指在研究过程中出现重大或严重问题，危及研究参与者安全时，伦理审查委员会应召开紧急会议进行审查。

1.会议审查

（1）会议日程安排

伦理审查委员会应定期安排审查会议，例行会议审查一般每月安排1~2次，需要时可临时增加审查会议次数。会议日程由伦理审查委员会秘书负责安排，及时通知伦理审查委员会委员和临床试验研究者。

（2）会议审查程序

a.会前准备

会议日程（包括伦理会议时间、地点、出席委员符合法定要求、研究者能够参会汇报等）。

会议材料（伦理审查会议签到表、投票单、上次会议纪要、会议汇报文件，及两次伦理审查会议期间通过简易程序审查的项目情况等）。

处理预审事务（会议前，将研究的整套待审查材料分发至每位委员。）

b.会议有效人数

会议有效人数是指到会参与审查委员应达到全体委员人数的半数以上，并不少于7人。到会委员应包括生命科学、医学、生命伦理学、法学等相应专业背景的委员和非本机构的社会人士，不同性别的委员，民族地区应当考虑少数民族委员，会议方为有效。

通过视频参加会议的委员，如果会议之前已接收到所有审查材料，且积极、公正地参与讨论，这些委员被算入有效委员人数并允许参与投票。

所有参会人员（包括伦理审查委员会委员、特邀独立顾问、委员会工作人员、经允许参加会议的其他人员）都需要尊重伦理审查委员会审议过程，并对审查结果保密，并在会前签署保密协议，承诺对伦理审查工作中获知的敏感信息履行保密义务。

c.会议审查流程

会议主持人对法定人数及利益冲突进行说明；

会议主持人宣读会议议程；

秘书组汇报前次会议内容、简易程序审查意见及相关事宜；

主要研究者汇报研究和/或主审委员汇报审查意见；

委员分别对研究方案的科学性和伦理性提问；

研究者对提问进行解答；

研究者退场，到会委员进行充分讨论并投票；

秘书进行会议记录，整理会议资料和投票结果。

d.会议决议

参与会议审查意见投票的伦理审查委员会委员，应当参与会议的审查和讨论。伦理审查委员会委员邀请的相关领域顾问专家可参与审查，但不参与投票。与研究存在利益冲突的伦理审查委员会委员应当回避。

秘书对会议审查内容要有完整录音记录及手写会议审查内容记录，在会后及时整理会议讨论内容和审查意见，形成书面会议记录。参加会议委员审阅无异议后由主任委员（或被授权者）签字并备案。伦理审查委员会委员与研究存在利益冲突的，应当在研究会议审查开始前进行申明，并回避审查。

秘书应根据会议记录和投票结果出具伦理审查意见的审查批件。批件由主任委员（或被授权者）签名并加盖伦理审查委员会公章方为有效。批准有效期限最长为12个月，如果伦理审查委员会认为研究参与者可能面临的风险程度较高，频率更高的跟踪审查是必要的。

e.会议决定传达

伦理审查委员会应在审查后给出书面审查意见函送达研究者和研究管理部门。伦理审查委员会的审查意见有：批准、不批准、修改后批准、修改后再审、继续研究、暂停或者终止研究。审查意见应当说明要求修改的内容，或者否定的理由。

2.简易程序审查

简易程序审查是会议审查的补充形式，目的是提高低风险事件的审查效率，由伦理审查委员会主任委员指定两个或者以上的委员进行简易程序审查，并出具审查意见。审查意见应当在伦理审查委员会会议上报告。以下情形可以适用简易程序审查的方式：①研究风险不大于最小风险的研究；②已批准的研究方案作较小修改且不影响研究风险受益比的研究；③已批准研究的跟踪审查；④多机构开展的研究中，参与机构的伦理审查委员会对牵头机构出具伦理审查意见的确认等。有下列情形之一的，应转入会议审查：①研究的风险受益比变化；②审查委员之间意见不一致；③委员提出需要会议审查。

3.紧急会议审查

研究过程中出现重大或严重问题并危及研究参与者安全或其他权益严重受损时，伦理审查委员会应召开紧急会议进行审查，必要时应采取相应措施，保护研究参与者的安全与权益。

（八）审查与决定

委员应当对研究所涉及伦理问题进行充分讨论后投票，与审查决定不一致的意见应当详细记录在案。伦理审查委员会做出决定应当得到超过伦理审查委员会全体委员二分之一同意。研究者/申办者对伦理审查委员会审查决定有不同意见，可提交复审。

（九）审查决定的传达

伦理审查委员会应在5~10个工作日以伦理审查意见函的形式向研究者传达结果。审查决定文件格式及内容应包含①研究信息：项目名称、申办者、审查意见号；临床研究机构和研究者；②会议信息：会议时间、地点、审查类别、审查的文件，其中临床研究方案与知情同意书均应注明版本号/日期；③伦理审查意见的签发日期；④伦理审查委员会联系人和联系方式；⑤审查结果；⑥决定文件有效期。

（十）质量管理

伦理审查委员会应对研究者和研究人员对伦理审查程序提出问题和建议做出回应。伦理审查委员会应接受机构的管理和研究参与者的监督。接受政府卫生行政部门、药品监督管理部门的监督指导；接受独立第三方伦理审查质量体系评估。伦理审查委员会应对检查发现问题采取相应改进措施。

第三章

研究方案及修正案、病例
报告表、研究者手册
的审查（药物部分）

一、研究方案及修正案审查

（一）研究方案审查的一般考虑

1.研究背景和前期研究基础

研究背景和前期研究基础体现临床研究的科学和社会价值，是研究方案伦理审查的重要内容和参考资料。

研究背景和前期研究基础的伦理审查需紧密结合医药专业知识，因此，建议由相关临床专业伦理审查委员主审。审查过程中，应首先了解本项研究拟解决的临床问题，是否适应目标癌种最新的临床诊疗现状，尚未被满足诊疗，从而判断研究本身是否具备足够临床价值。例如，目前 PD-1/PD-L1 单抗在我国已广泛用于多个癌种治疗，但部分种类癌症初始客观缓解率不高，缓解后可能很快出现耐药；因此，针对已获批适应证开展新药联合增效或耐药后治疗的临床研究具备巨大临床价值，而不以临床价值为导向的临床研究在具体设计上可能存在伦理风险，如对照组研究参与者无法获得目前最优标准治疗方案。对反映重要临床信息的参考文献，必要时应该延伸阅读，了解原始文献详细内容、与本研究的关系。

审查过程中，需关注试验药物的机制、可能优势、前期安全性和疗效数据等重要背景信息，该内容与研究设计、受试人群、安全随访计划等密切相关，部分资料信息应详细体现在研究者手册中，便于延伸阅读。肿瘤药物临床开发与其他药物类似，需要遵循从临床药理学、安全性和疗效探索到疗效确证的一般过程，试验药物的前期数据应足以支持当前开展的研究项目。例如：①控瘤新药首次人体试验，应重点关注该药非临床药理毒理实验数据对人体起始剂量和剂量递增计划的支撑，关注起始剂量测算依据，是否同时考虑了安全性因素和药效学因素（特别是对生物药和细胞/基因治疗产品）；②控瘤药联合使用的临床研究，特别是首次应用时，需关注联合增效机制、非临床药效学证据或国内外同类药物联用的临床证据；③剂量递增与扩展结合的多阶段探索性研究，在新研究阶段开展前，重点审查前一阶段临床数据；④控瘤新药的确证性随机对照试验，应审查该药或治疗方案前期安全性数据和在目标人群的初步有效性数据。

2.研究目的

研究目的应与研究背景、研究设计和研究程序高度统一，体现了研究方案在药物临床开发周期中的地位。

因此，伦理审查需要关注研究目的是否与现阶段研究基础和研究分期匹配，是否与研究设计和研究程序匹配。近年来，随着适应性设计在抗癌新药临床开发的应用，试验期别越来越模糊、趋向于整合，通常将原Ⅰ、Ⅱ期试验归类于"探索性研究"，Ⅲ期试验归类于"确证性研究"，但研究目的仍需要符合相应期别临床试验的基本原则。

伦理审查的常见问题：①研究目的与前期研究基础不匹配，例如单药或联合给药的首次人体试验主要是观察安全性，而未在探索安全剂量前提下盲目将主要研究目的设置为疗效评价，研究参与者可能承受更多药物不良反应；②研究目的与研究设计不匹配，例如在高风险药物的安全性或疗效初步探索阶段就采用大样本扩展队列或随机对照设计，将更多研究参与者置于不确定的风险之中（具体参考"3.研究设计"）；③研究目的与研究程序不匹配，例如在研究流程中增加了研究目的未涉及或与研究目的关联性不强的生物标志检测等探索性研究，科学效用存疑，研究参与者将额外承担采集生物样本的风险。

3.研究设计

探索性研究设计的伦理审查需要关注：①根据前期研究数据和研究者手册判断起始剂量和递增计划的合理性，起始剂量和递增幅度越高，研究参与者承受的安全风险越大，起始剂量和递增幅度越低，研究参与者承受的疗效不足风险越大；由于早期试验主要纳入标准治疗失败的肿瘤患者，对疗效不足的容忍度更高，当药物机制新颖或剂量选择困难时，伦理角度倾向于先尝试较低起始剂量和递增幅度，再根据前期临床数据调整设计；②剂量递增队列有足够的样本量和安全观察窗体现急性或亚急性不良反应，例如，对于机制新颖或预期不良反应发生率较高的药物，应用贝叶斯最优区间（bayesian optimal interval，BOIN）设计时为剂量组设置最低纳入的研究参与者例数，或采用"哨兵"模式，在同一剂量组不同研究参与者的首次给药之间预留时间窗；③评估扩展队列/Ⅱ期试验的风险：具有陡峭的暴露-安全性关系、个体间/内变异较大、生物转化和清除由多态酶介导的小分子药物，或其他安全性风险较高的药物（例如免疫激动剂药物）早期剂量扩展风险大，应谨慎开展，开展Ⅱ期试验前重点审查前期临床安全性和药代动力学数据。

确证性研究设计的伦理审查需要关注：①该药物或治疗方案的前期安全性数据和在目标人群的初步有效性数据；②对照组治疗方案：临床专业背景委员应熟悉本专业最新指南、常用治疗药物的说明书适应证范围和支付情况，综合理解"标准治疗"的内涵，注意标准治疗措施的国家/地区差异和迭代更新；对照组应尽可能提供现行最优标准治疗，在无标准治疗情况下才考虑设立安慰剂对照组，同时还应为研究参与者提供必要支持治疗；③盲法设置主要为研究科学服务，可能影响研究参与者试验期间及后续诊疗，存在一定风险，需要与良好的研究程序配合，同时也需要考虑破盲对于研究参与者试验期间诊疗的影响；④交叉设计的合理性：对照组研究参与者疾病进展时，如果试验药物是后续标准治疗选择，或者有相对充分前期数据证明其在后续治疗的疗效及安全性，才可考虑采用交叉设计，否则会将对照组研究参与者置于不确定的风险中。

在特定情况下，单臂试验也可作为确证性研究支持产品上市，研究设计层面的伦理审查原则与探索性研究相同。

4.研究参与者

《涉及人的生命科学和医学研究伦理审查办法》和《药物临床试验质量管理规范》赋予了伦理审查委员会保护特殊群体权益的职责，无药可救的晚期肿瘤患者、儿童肿瘤患者属于弱势的研究参与者范畴，前者是肿瘤药物临床试验常见的研究参与者，需要伦理审查委员会在审查时关注与之配套的研究基础、风险管控程序和知情同意过程等。

由于控瘤药物常具明显毒性（包括遗传和生殖毒性），很多创新药单药有效性不确切，因此上述创新药物在缺乏安全性或初步疗效数据情况下，受试人群常选择无标准方案可用的晚期肿瘤患者，一般不在健康研究参与者或初治肿瘤患者中开展早期人体试验。针对早期或初治肿瘤患者、特别是已具备明确有效标准治疗选择人群的试验，应建立在试验药物安全性与有效性数据支持基础上——传统细胞毒或肿瘤靶向或免疫药物需要通过临床试验逐渐从末线治疗推广到一线、辅助、新辅助治疗；一些靶向或免疫药物，可在预期耐受性较好前提下，与标准疗法联用，在早期试验纳入适用于相关标准治疗的研究参与者，包括部分初治患者；一些细胞疗法或治疗性疫苗，早期患者生物学效应明显优于晚期患者，可考虑在预期安全属性较好前提下早期纳入辅助治疗患者。

部分肿瘤靶向药物如酪氨酸激酶抑制剂，或减毒增效辅助治疗药物，在其较低剂量下不良反应程度轻微，无遗传生殖毒性，可考虑在健康研究参与者中开展部分个体药代动力学试验。但必须注意的是，选择健康人群作为研究参与者需具备充分科学依据。选择特殊受试人群，如儿童或其他弱势群体等进行研究，也应提供合理理由，并采取相应保障措施；对并非仅针对儿童肿瘤开发的新药，在用于儿童研究参与者前应先具备成人研究参与者的安全性和初步疗效基础。

研究参与者选择的伦理审查中，还要考虑公平原则，在无充分前期依据情况下，确证性研究方案尽量避免年龄范围过窄、排除少数族裔或病毒性肝炎等研究参与者。值得注意的是，考虑到试验药物预期不良反应，有必要排除多器官功能损伤、重要器官功能较差或是既往合并严重基础疾病的高风险研究参与者，最大程度减少试验过程中给研究参与者带来的额外风险。此外，伦理审查主要考量的是临床风险与受益，不建议过度夸大社会和经济因素，方案也应谨慎设置研究参与者"拒绝"或"因经济原因无法接受"相关治疗的入选标准，损害试验科学性和公平性。

5.研究程序

研究程序的伦理审查首先应关注对研究参与者安全风险进行控制与管理的具体措施，包括：①根据已有动物及临床试验数据，制定合理的安全访视项目和频率，符合相关疾病的常规诊疗措施；②Ⅰ期临床试验剂量递增阶段的剂量限制毒性（Dose limiting toxicity，DLT）标准以及DLT观察期内允许采取的支持治疗措施，上述标准和措施应尽可能考虑试验药物毒性特点，符合相关疾病的常规诊疗措施，例如，免疫药物需在DLT标准中考虑免疫相关不良事件（Immune-Related Adverse Event，irAE）；③当出现规定级别的不良事件后，研究方案是否有明确的研究药物减量或停药标准、对症治疗方案等，例如，对免疫相关肺炎制定诊断流程和分级治疗方案；④从安全角度出发，明确禁止、谨慎和允许合并使用的非研究药物/治疗种类，以及使用禁用药物/治疗后的处理措施。

涉及临床生物样本的研究程序是伦理审查的重点部

分，审查内容应包括生物样本获取的主体、获取方式、获取类型、获取时限、获取数量、用途、检测程序及共享等。伦理审查需重点关注：①生物样本采集量是否超过常规检验检查所需要的用量，避免通过研究额外采集大量生物样本，特别是组织样本；对科学效用相对有限的探索性研究，如必须通过穿刺等侵入性操作采集，应由研究参与者自愿选择参与，是否采集样本不应与研究入选资格挂钩；②入选标准涉及阳性率较低的生物标志物检测，或采集血液或肿瘤组织用于细胞/基因治疗产品制备时，从研究参与者安全和检查负担角度，设置预筛选或二次筛选程序；③如研究设有中心实验室，应审查中心实验室设置的合理性，以及生物样本的处理方式，尽可能避免医疗常规检测项目外送；如上述检测项目属重要研究终点、入选标准或分层因素，从科学角度出发需使用中心实验室统一检测标准，检测结果应参考医疗常规时限，及时反馈研究者，从而指导研究参与者诊疗。

盲法试验应特别关注揭盲时机和程序审查，包括研究参与者出现严重安全性问题时的紧急揭盲程序、期中分析和研究结束后揭盲程序等。如后续替代治疗措施受到试验治疗分配影响，例如，研究参与者疾病进展后拟采用的标准治疗措施含有试验药物同靶点产品，需通过试验期间接受的是试验药还是安慰剂制定具体方案，应允许对个例研究参与者进行揭盲。

如"研究背景和前期基础"部分所述，部分临床研究包含多个阶段，例如，剂量递增联合剂量扩展，需要审查每一阶段开放研究参与者入组的标准。如方案设置安全监察委员会（safety monitering committee，SMC）或独立数据监察委员会（independent data monitoring committee，IDMC），应关注其启动会议的标准和工作程序，特别是与安全事件相关的程序。当伦理审查委员会确认研究整体风险显著超过获益时，在做出暂停或终止研究的决定时，需审查对研究参与者个体的保护机制。研究结束时，如果部分受试患者仍能从试验治疗中获益，此时还要关注是否具有后续治疗措施或延伸给药程序。

肿瘤临床研究特殊诊疗程序种类繁多，包括但不限于：临床研究中药物联合放疗、手术、介入治疗等，细胞/基因治疗中血细胞单采、组织切取/活检、产品制备、桥接治疗等，需要对相关操作规程进行伦理审查。

（二）方案修正案的审查

方案修正和变更在肿瘤药物临床研究期间尤为普遍，其伦理审查评估要点主要是研究风险-获益的变化。以《药物临床试验期间方案变更技术指导原则（试行）》为参考，伦理审查时应根据临床试验方案变更对研究参与者风险-获益和研究科学性的影响，辨析实质性变更与非实质性变更。

实质性变更是指对临床试验研究参与者的安全性、试验科学性、试验数据的可靠性可能产生显著性影响的变更。例如：改变研究目的、主要终点和/或关键次要终点以及相关评价指标、统计方法；改变试验入排标准、给药剂量、给药方法或对照组药物变更；减少访视频率、改变试验结束/暂停/中止标准、变更随机化或盲法设置等。实质性变更一般应进行会议审查。肿瘤探索性研究的审查侧重主要是试验药物背景安全信息、给药剂量、DLT标准、安全随访流程、试验结束/暂停/中止标准等对安全风险影响较大的变更；确证性研究的审查侧重点除安全性外，还兼顾研究终点、随机化和盲法设置修改等学术问题。

非实质性变更是指对临床试验研究参与者的安全

性、试验的科学性、试验数据的可靠性不会产生显著性影响的变更。例如：变更探索性终点及其检测方法、增加安全性指标或访视次数、变更联系人或联系方式、记录数据文件格式或内容的修改、表述性内容微调、文字打印勘误等。非实质性变更可进行快速审查。

（三）研究者发起研究方案审查的特殊考虑

研究者发起的临床研究在方案审查时应首先辨析研究性质。与注册性质的药物临床试验相比，研究者发起的药物临床研究种类更为多样，按照《医疗卫生机构开展研究者发起的临床研究管理办法（试行）》，根据是否施加研究性干预措施分为干预性研究和观察性研究。

常见的观察性研究包括以收集、分析患者诊疗信息及其他健康数据进行的研究，如真实世界中抗癌药物疗效和不良反应评价研究；还包括收集患者诊断、治疗剩余生物样本进行检测分析的研究，如药物疗效预测生物标志物的探索。观察性研究中研究对象未承担超出常规诊疗或疾病防控需要的额外健康（疾病）风险或经济负担，方案可采用快速审查方式进行初始或跟踪审查。常见干预性研究主要是药物临床试验，特别是抗癌药物超说明书使用临床试验，方案一般采用会议审查方式进行初始或跟踪审查。审查过程中应注意方案需要符合法规要求，应针对标准治疗缺乏或疗效有限的适应癌种，具备相对充分的前期研究基础，一般不改变给药途径或超出说明书规定的剂量范围。

二、病例报告表的审查

病例报告表（case report form，CRF）是临床试验收集数据的主要文件，是将临床试验方案转换为标准数据的第一步。CRF应符合《中华人民共和国个人信息保护法》《药物临床试验数据管理与统计分析计划指导原则》等要求。

初始审查阶段，病例报告表需随临床研究方案、知情同意书等初始审查申请材料一并送审，审查过程中需考虑：①CRF中收集的数据点是否与临床研究方案中要求收集分析的数据保持一致，并确认收集数据项的目的、可能性与必要性；②CRF描述语言是否易于理解，对不可直接理解的项目应给出明确定义，使不同的使用者尽可能对CRF理解趋于一致，从而得出的数据可靠、一致，必要时须配套CRF完成指南做解释说明；③是否涉及敏感信息搜集，包括但不限于研究参与者身份识别信息、个人隐私等，大部分临床研究不需收集此类信息，个别研究如有特殊涉及，应结合临床研究方案内容充分评估目的与必要性，且应提供对敏感信息搜集、处理、保密等合理措施以确保信息安全。

CRF更新后需附修订摘要递交至伦理审查委员会分情况进行审查或备案：①CRF及修订摘要是随修正案申请材料递交，则一并送审，审查过程中考量要素同初始审查阶段；②单独递交更新后的CRF及修订摘要，在受理时由伦理办公室核对修订内容：如修订内容仅为勘误或其他行政信息变更，可直接备案；如果有数据项增加，则核对增加数据项是否与已批准方案中的数据内容一致，并重点关注新增数据项是否涉及敏感信息搜集，包括但不限于研究参与者及家属的姓名、手机号、身份证号等。

综上所述，病例报告表的伦理审查关注点在于研究参与者信息安全的保护，在研究数据得以完整记录情况下，避免研究参与者个人信息的过度收集和非必要暴露。

三、研究者手册的审查

研究者手册（investigator's brochure，IB）是试验药物临床与非临床资料的汇编，内容包括试验药物的化学、药学、毒理学、药理学和临床的资料和数据。IB与方案中的研究背景和前期基础关系密切，且和研究设计相关，能帮助研究者和伦理审查委员会委员理解试验方案中诸多关键基本要素，包括临床试验的给药剂量、给药次数、给药间隔时间、给药方式等，主要和次要疗效指标和安全性观察和监测，是伦理审查的重要资料。

研究者手册的伦理审查角度与研究背景的审查类似，需重点关注对临床研究具重要指导意义的非临床数据、试验药物临床阶段的安全性和疗效数据，以及支持临床研究方案设计的关键资料，建议由相关临床专业和药理毒理专业的伦理审查委员主审。伦理审查时，建议首先确认并阅读"数据概要和研究者指南"部分，该内容可协助预见药物不良反应或临床试验中的其他问题，理解临床试验的风险，以及可能需要的特殊检查、观察项目和防范措施。例如：①某靶向CD47的肿瘤生物药，从机制上可能与红细胞CD47产生交叉反应导致贫血，还可能激发抗红细胞抗体干扰配血过程，该药物的非临床毒理学实验和国外同类产品的临床研究中均观察到了上述现象，是临床阶段重点防范的风险；伦理审查时需关注IB对上述风险的讨论，IB和研究方案中是否制定相应管控措施，如排除严重贫血的研究参与者、增加血常规监测频率、增加 Coomb's 试验和交叉配血检查、对不同等级贫血制定具体处理方案等。②基因治疗产品的IB应包括针对基因插入位点的分析，协助判断产品遗传毒性、致癌性风险，并指导研究方案中长期安全随访计划的设计。

根据《药物临床试验质量管理规范》要求，申办者应根据临床试验的研发步骤和临床试验过程中获得的相关药物安全性和有效性的新信息，定期审阅和更新IB，并转达研究者，由研究者递交伦理审查委员会。伦理审查委员会应关注IB更新内容，特别是重要安全性信息增补，考虑这些不良反应是否会显著影响研究参与者安全、改变试验整体获益-风险、研究方案是否对应更新的风险管控措施，具体可参考本指南第五章"研究参与者安全"和第六章"跟踪审查"相关内容。

对于抗癌新药首次人体试验，IB中的药理毒理试验数据将直接支持人体起始剂量推算和剂量递增计划的设计，伦理审查委员会应由熟悉药理毒理实验的委员或独立顾问审查非临床实验的完整性和合理性，作为判断研究方案中给药剂量获益-风险的依据。例如，某靶向肿瘤细胞表面受体的单抗创新药，未开展充分的作用机制（mechanism of action，MOA）实验，不能确认不同受体占有率下药物对下游通路分子的激活作用，无法采用最小预期生物效应剂量法（minimal anticipated biological effect level，MABEL）作为人体起始剂量的计算依据，仅依赖体内药效学和毒理学数据，可能导致起始剂量过高，给研究参与者带来风险。

对首次开展的抗癌药物联用，伦理审查委员会应关注IB中呈现的联合增效机制研究、非临床药效学联合增效的证据或国内外同类药物联合给药的临床证据，未上市药物还要关注单药前期安全性、药代动力学和初步疗效数据，作为研究方案联合给药设计的依据。例如，某免疫治疗新药拟与PD-1单抗在X肿瘤开展联合用药临床试验，但IB中仅有同靶点药物联合增效的机制综述，缺乏该试验药物与PD-1单抗联合应用在常见肿瘤细胞系或动物模型的药效学实验结果，国内外无同靶点药物联合用药的临床研究数据；尽管该新药单药已经具备了临床安全性、药代动力学和初步疗效数据，但联合用药的依据仍然不充分，可能给研究参与者带来不良反应叠加或疗效不足风险。

综上所述，研究者手册的伦理审查更加注重试验药物背景资料与临床研究设计、研究参与者风险-获益程度的关联性，为研究方案、安全性事件的伦理审查提供依据和参考。

第四章

研究参与者权益

一、研究参与者的民事权利

（一）研究参与者的生命权、身体权和健康权

《中华人民共和国民法典》对公民基本民事权利有明确规定。

生命权、身体权和健康权是自然人赖以生存的最基本权利。生命权是指自然人享有的以维护生命安全和生命尊严为内容的权利。身体权指自然人享有的以身体完整和行动自由受法律保护的权利。健康权是自然人享有的以身心健康受法律保护为内容的权利。公民享有生命权、身体权和健康权，公民的生命安全和生命尊严、身体完整和行动自由、身心健康均受到法律的保护，任何组织和个人不得侵害他人的生命权、身体权和健康权。

临床试验的研究参与者应依法享有生命权、身体权和健康权。伦理审查委员会的相关审查工作应基于研究参与者合法权益的保护。

（二）知情权与自主决定权

人体药物临床试验，是指在病人或健康志愿者等研究参与者人体上进行系统性研究，意在发现或验证某种试验药物的临床医学、药理学以及其他药效学作用、不良反应，或者试验药物的吸收、分布、代谢和排泄，以

确定药物的疗效与安全性的系统性试验。

研究参与者自主决定权：有知情同意行为能力的研究参与者参加医学研究必须是自愿的；允许研究参与者在任何阶段无条件退出研究。任何组织和个人不得使用欺骗、利诱、胁迫等手段使研究参与者同意参加研究。研究参与者参加临床试验的意愿须真实合法；研究参与者被充分告知试验目的、用途、可能产生的风险等详细情况，理解试验内容和自己的风险后，表达同意的意愿。《医疗器械监督管理条例》《药物临床试验管理质量规范》《医疗器械临床试验质量管理规范》《涉及人的生物医学研究伦理审查办法》等对此均进行了详细的规定。

（三）关于人体捐献

大量临床研究工作都会涉及研究参与者人体捐献的行为。《中华人民共和国民法典》明确界定人体捐献的相关规定，人体捐献包括人体细胞、组织、器官及遗体的捐献等。捐献的人体可用于移植，也可用于医学研究。公民享有捐献或不捐献自主决定权，自主决定无偿捐献其细胞、组织、器官及遗体。任何组织或个人不得强迫、欺骗、利诱其捐献。

（四）关于涉及人体基因、人体胚胎的研究

《中华人民共和国民法典》明确规定了从事与人体基因、人体胚胎等有关的医学和科研活动，应遵循法律、行政法规和国家有关规定，不得危害人体健康，不得违背伦理道德，不得损害公共利益。

从事相关医学和科研活动，应尊重公民人格尊严，尊重公民知情同意权，尊重当事人隐私，保护相关个人信息，应有程序的正当的保障，相关医学和科研活动须得到伦理审查委员会评估。《中华人民共和国人类遗传资源管理条例》《人胚胎干细胞研究伦理指导原则》等均对此做出了详细规定。

二、弱势群体研究参与者权益保护

（一）临床研究中"弱势群体"的基本定义

弱势研究参与者，指维护自身意愿和权利的能力不足或者丧失的研究参与者。其自愿参加临床试验的意愿，有可能受到不正当影响，比如：被试验的预期获益所影响判断；担心拒绝参加研究而遭到报复等。包括：研究者的学生和下级、申办者的员工、军人、犯人、无力承担特效治疗费用的患者、处于危急状况的患者，入住福利院的人、流浪者、未成年人和无能力知情同意的人等。

（二）肿瘤临床研究中的弱势群体探讨

1.弱势研究参与者是否纳入

在控瘤相关临床研究中，弱势群体需重点关注：晚期无标准治疗方案可用的肿瘤研究参与者，认知损害者、无能力给出知情同意的研究参与者、儿童研究参与者等。可手术切除的早期患者是否适合入组研究应值得探讨，避免患者丧失其基本医疗权利；晚期患者，尤其是无标准治疗的或标准治疗失败的患者，往往更易处于"无药可医"的弱势状态，有可能被试验的预期获益影响，从而无法明确且真实表达自愿参加临床试验的意愿。

2.纳入弱势研究参与者的必要性及伦理性

在控瘤相关临床研究的伦理审查过程中，纳入弱势群体的必要性，是伦理审查的关键点之一。一般而言，一项研究必须具有科学价值及社会效益且可能的获益大于风险，如：若不入组临床试验，此类临床研究将无法进行。在符合相关审查程序的基础上，伦理审查委员会应对研究整体进行风险评估、合理调整和风险规避，充分考虑入组此类人群的必要性，充分考虑此类研究参与者人群潜在获益问题，最大化保障患者研究参与者合法权益的同时尊重研究参与者自主抉择的权利。

3.弱势研究参与者的特殊保护措施

若一项控瘤临床研究中不可避免需要纳入相对"弱势"的研究参与者，伦理审查委员会在审查过程中应充分考虑此类研究参与者的特殊保护措施。

认知损害者、无能力给出知情同意的研究参与者，在基本审查程序以外，建议在征得监护人同意后，采取全程录音方式，尊重研究参与者及监护人意愿。在知情同意书文本以及知情同意过程中，避免研究参与者及监护人由于"被迫""诱导"而参加研究。研究过程中应充分保障研究参与者退出研究的权利，即研究参与者退出研究后，其医疗待遇不受影响。

儿童作为研究参与者，应当征得其监护人的知情同意并签署知情同意书。当儿童有能力做出同意参加临床试验的决定时，还应征得本人同意，如儿童研究参与者本人不同意参加临床试验或中途决定退出临床试验时，即使监护人已经同意参加或愿意继续参加，也应以儿童研究参与者本人决定为准，除非在严重或者危及生命疾病的治疗性临床试验中，研究者、其监护人认为儿童研究参与者若不参加研究其生命会受到危害，这时其监护人的同意即可使研究参与者继续参与研究。在临床试验过程中，儿童研究参与者达到了签署知情同意的条件，则需要由本人签署知情同意之后方可继续实施。

三、知情同意书与知情同意过程

（一）知情同意书基本要素

高质量的知情同意书，是研究参与者充分理解研究过程的重要文件，规范的知情同意过程是保障研究参与者权益与安全的重要措施，知情同意书的基本要素（包括不限于）：研究基本信息；研究性质；研究背景、目的；研究流程（研究的预期持续时间及研究计划招募的研究参与者总人数；研究各阶段的试验性/干预措施（如有），试验过程；研究参与者完成研究后的安排；研究可能被终止的情况等）；研究参与者需配合的事项；替代治疗措施；参加研究的风险与不适；参加研究可能的获益；参加研究的相关费用；补偿；赔偿；自愿参加或退出研究的权利；研究参与者隐私及保密；临床研究结束后的治疗措施；获得新信息和试验相关人员/部门的联系方式。针对控瘤临床研究，可能在主研究知情同意书的基础上会增加：活检操作的告知、获取研究参与者生物样本的告知、疾病进展后继续治疗的研究内容；疾病进展后交叉给药的相关内容。涉及生物样本采集的，应当包含生物样本的种类、数量、用途、保藏、利用（包括是否直接用于产品开发、共享和二次利用）、隐私保护、对外提供、销毁处理等相关内容。

知情同意书的基本内容可参考《药物临床试验质量管理规范》相关条款；肿瘤临床研究的知情同意书内容及知情同意书的通用模板可参考中国抗癌协会医学伦理专业委员会的《肿瘤临床研究研究参与者知情同意共识（2021版）》。

知情同意书的基本要素之间是相互关联的，如研究相关流程，对应各流程的相关风险；研究的步骤、操作、用药等，对应相关费用，研究参与者需配合的事项。任何在知情同意书中承诺事宜，如免费治疗、免费用药不得与知情同意书中的其他表述产生矛盾。

知情同意书的内容与研究方案及其相关文件（如：病例报告表、研究者手册等）应保持一致，即：方案相关流程、药物不良反应或研究相关风险等描述应统一；知情同意书内容与研究参与者相关文件（如：研究参与者招募广告、研究参与者日记卡等）同样也应保持一致性，避免不同文件上对同样问题出现不同描述，产生误解和歧义。

（二）知情同意的形式

参加人体临床试验涉及研究参与者生命权、身体权、健康权等最基本人格权利，同时需要参加意愿的真实性。根据我国现行的法律、法规等仍将书面形式作为知情同意的主要形式，其他形式（如：电子知情、远程知情等）在特定情况下可作为书面知情同意的补充形式。

随着科学技术发展，新的知情同意形式也应运而生，电子知情同意一般是指使用电子系统、程序，包括文本、图像、音频、视频、播客、互动网站、生物识别设备和读卡器等，来传达研究相关的信息并获取、记录知情同意。使用电子知情同意书过程中需遵循基本原则：保护研究参与者的安全和权益；研究参与者便于理解电子知情同意书呈现的信息；确保使用多种电子系统和程序获得知情同意时，获得适当同意文件；确保电子知情同意数据的质量和完整性。

目前尚无明确的法律法规对电子知情同意的适用范围、法律效力等问题进行明确界定。但在临床实践过程中，电子知情可作为一种探索和尝试，作为书面知情同意的补充形式，但电子知情同意必须包含所有知情同意要素，可使用图表、图像、视频等交互式电子技术，同时应易于操作，必要时提供超链接。

（三）知情同意书的语言和表达方式

知情同意书撰写、知情同意实施及其伦理审查过程应贯彻研究参与者保护的核心目的，即遵循：尊重、自愿、充分告知等原则。

知情同意书等提供给研究参与者的口头和书面资料均应采用通俗易懂的语言和表达方式，使研究参与者或其监护人易于理解。避免使用不当手段（如不充分告知替代治疗方案、隐瞒目前常规治疗方式）、避免利用"免费药物和/或免费检查"、"研究医生更密切的关注"等诱导研究参与者参与研究的表述，以保障研究参与者基于治疗获益自愿参加的基本权利。知情同意书的文本及其他任何告知研究参与者的材料中不能存在使研究参与者或者其监护人放弃其合法权益的内容；也不能含有为研究者和临床试验机构、申办者及其代理机构免除其应负责任的内容。

临床研究知情同意书的语言表述还应有文化习惯方

面的考量，尤其是针对某些晚期恶性肿瘤患者的临床研究，应充分考虑到社会风俗，避免使用引起研究参与者或其监护人、家属等心理不适的语言表述。另一方面也应避免夸大疗效，承诺"治愈"等不实描述，导致影响研究参与者、监护人或家属的判断。针对晚期肿瘤患者身故后的相关数据资料是否可被使用，是存在争议的问题，应在研究入组前充分告知将来数据使用的范围。

（四）知情同意过程

1. 一般知情同意过程

知情同意过程应在安静和单独环境下进行，有一定私密性。被授权研究者应使用研究参与者可理解的通俗易懂的语言（尽量避免使用专业术语），向研究参与者、其监护人解释知情同意书的全部内容；干预性临床试验应有相关肿瘤专业临床医生现场向研究参与者解释知情同意书内容。研究人员不能以任何形式胁迫、不正当影响或诱导研究参与者参加或继续参加研究。

晚期无标准治疗方案可用的肿瘤患者更易受到经治医生对后续治疗建议的影响，处于相对"弱势"地位，此时研究人员更应注意客观描述治疗性临床试验风险、获益和替代治疗措施，尊重研究参与者自主权。研究人员应给予研究参与者、监护人充足时间和机会仔细阅读知情同意书，考虑是否愿意参加研究，并就研究参与者或监护人不明白内容和提出的疑问予以耐心、详细回答，保证知情同意对象充分知晓和明了与临床研究有关的必要信息。

肿瘤患者监护人可能会要求研究人员向患者本人隐瞒所患疾病，对具有完全民事行为能力的患者，研究人员仍应了解本人诉求，与监护人沟通，以适当方式让本人充分了解临床研究的全部必要信息并与本人进行书面知情同意过程。知情同意贯穿整个研究过程，研究人员随时解答研究参与者、监护人对研究的任何疑问。

研究者或指定研究人员应充分告知研究参与者有关临床试验所有相关事宜，包括书面信息和伦理审查委员会的同意意见。知情同意书等提供给研究参与者的口头和书面资料均应采用通俗易懂语言和表达方式，使研究参与者或其监护人、见证人易于理解。

签署知情同意书之前，研究者或指定研究人员应给予研究参与者或其监护人充分时间和机会了解临床试验详细情况，并详尽回答研究参与者或其监护人提出的与临床试验相关的问题。

获得知情同意书。研究参与者自愿做出参加研究决定后，签署知情同意书。知情同意书由研究参与者和执行知情同意过程的研究者共同签署，双方在知情同意书上签名并注明签署日期、时间，研究机构和研究参与者各保存一份。

2.再次签署知情同意书

研究者应使用经伦理审查委员会同意的最新版知情同意书和其他提供给研究参与者的信息。临床试验过程中，对已批准的临床研究方案、知情同意书等材料的任何修改及主要研究者更换等，需及时通知本中心伦理审查委员会重新审查，获得批准后方可执行。审查批准后，对仍在研究期间的研究参与者需再次进行知情同意，并签署新版本知情同意书。研究者获得可能影响研究参与者继续参加试验的新信息时，应及时告知研究参与者或其监护人，并作相应记录。

在干预性肿瘤临床试验中，处于筛选和治疗阶段的研究参与者应再次进行书面知情同意；但处于生存随访阶段的研究参与者，常不便进行现场访视，当知情同意书的修改内容与研究参与者安全或后续诊疗相关时，研究者可电话或其他远程形式进行知情同意，并在随访病历中记录知情过程和内容，可能时，签订新的知情同意书。

（五）试验前不能获得研究参与者知情同意

在某些紧急情况下确实需要对不具有知情同意能力的研究参与者进行研究时，就要考虑对知情同意规则设置例外情形。

当研究涉及身体或精神上不具备知情同意能力的研究参与者（如无意识的患者），申办者应事先提供紧急情况定义和标准的文件，经伦理审查委员会评估是否属于紧急情况。

在这种情况下，医生必须设法征得监护人的知情同意，其监护人可代表研究参与者知情同意，伦理审查委员会须评估监护人合法性。如缺少监护人，且研究不能被延误，该研究在未获得知情同意情况下仍可开展，前提是参与研究的研究参与者无法给予知情同意的具体原因已在研究方案中被描述，研究参与者入选方式应在试验方案以及其他文件中清楚表述。且该研究已获伦理审查委员会批准。伦理审查委员会应同时评估通知监护人方式是否有效且穷尽。并应尽快得到研究参与者或其监护人可继续参加临床试验的知情同意，审查后补知情同意。

（六）知情同意能力

对完全民事行为能力的研究参与者，应充分保障研究参与者知情同意权。

对无民事行为能力研究参与者，如伦理审查委员会原则上同意、研究者认为研究参与者参加试验符合其本身利益时，应由其监护人同意并签署知情同意书后，则这些研究参与者也可进入试验。对肿瘤领域非治疗性临床试验，如健康研究参与者的药代动力学试验，或在极低生物学效应剂量水平开展的新药耐受性研究。原则上需要研究参与者本人同意。

若研究参与者或监护人缺乏阅读能力，应有一位公正见证人（指与临床试验无关，不受临床试验相关人员不公正影响的个人，在研究参与者或者其监护人无阅读能力时，作为公正的见证人，阅读知情同意书和其他书面资料，并见证知情同意）见证整个知情同意过程。研究者应向研究参与者或其监护人、见证人详细说明知情同意书和其他文字资料内容。如研究参与者或其监护人口头同意参加试验，在有能力情况下应尽量签署知情同意书。

儿童研究参与者参加临床试验前，应征得其监护人知情同意并签署知情同意书；当儿童有能力（大于等于8周岁）做出同意参加临床试验决定时，还应征得其本人同意。如儿童在试验中表示坚决反对，即使有父母同意，也不应让儿童继续参与试验，但有例外：即儿童可能在此项研究中获益且儿童研究参与者所患疾病在当时医疗水平中无其他替代疗法。

四、招募中的研究参与者权益保护

（一）研究参与者招募过程

研究参与者招募广告是临床研究招募研究参与者的主要方式，伦理审查委员会须对研究参与者招募过程文件资料（包括但不限于：研究参与者招募广告文本、研究参与者招募方式，提供给研究参与者的其他书面材料等文件）进行审查，同意后才能使用。以上文件在研究进行中如有修改，应及时提交伦理审查委员会再次审查同意后才能使用。

（二）研究参与者招募广告基本内容

研究参与者招募广告的基本内容包括：研究性质、研究目的，研究参与者纳入/排除标准（简要），临床试验机构名称及地址、试验联系人及联系方式、研究参与者应配合完成的主要事项等应简要说明。

研究参与者招募广告与其他提供给研究参与者的书面材料，内容应保持一致。研究参与者招募广告的相关内容与实际方案、知情同意书等文件的相关表述应保持统一。研究参与者招募广告和其他提供给研究参与者的书面材料中不应出现不实、隐瞒风险、故意夸大疗效等虚假利诱宣传词语。

（三）研究参与者招募方式

研究参与者招募广告的形式和招募的途径呈多样化，如：海报、传单、小册子、研究辅助资料（如含有入选标准信息的便捷口袋卡片）、教育资料或其他类型的资料等；主要通过社区、医院、网络和媒体等多种途径发布，通过网络和媒体发布招募广告应申明关闭评论区。研究参与者招募方式和途径都应符合伦理原则并经伦理审查委员会审查同意后方可执行。

（四）研究参与者招募的伦理审查要点

对于研究参与者招募，应考虑参与者的招募方式、途径、纳入和排除标准是否恰当、公平。

伦理审查委员会审查研究参与者招募广告文本时应关注，招募广告内容与方案相关文件的一致性。招募广告的内容是否全面客观，重点关注研究性质的描述，是否回避研究风险，夸大研究疗效或潜在获益。建议将简要的入选排除标准纳入招募广告基本信息。招募广告中应包含必要联系人及相关信息，可供目标研究参与者进行进一步筛选。不应将研究规定的免费用药、检查等作为招募广告内容，研究参与者的补偿应在合理范围，避免研究参与者因过高的"报酬"被引诱而忽略潜在的研究风险。招募广告用语中不应出现"名额有限"、"欲报从速"等诱导性、胁迫性描述。

伦理审查委员会审查研究参与者招募方式时应考虑招募渠道合理性，部分研究依托第三方招募机构进行招募，研究机构无法对其资质和招募过程合规性进行评价，伦理审查过程中应慎重考虑。

五、研究参与者相关诉求的受理与处理

（一）研究参与者申诉的类别

研究参与者申诉根据途径分类，主要类别有：电话，邮件，来访等。研究参与者申诉根据申诉内容大致可分为：研究流程相关问题，基于临床研究项目的相关问题（如：因入选标准和排除标准不能入组，因研究参与者安全性原因被要求出组、研究参与者不良反应发生

（如未妥善处理），经济相关问题（如：研究参与者的赔偿诉求不能得到满足，研究参与者经济补偿未及时发放等），医患沟通相关问题等。

伦理审查委员会应制定处理研究参与者申诉的标准操作规程（SOP），一般流程为：秘书处理研究参与者申诉，并记录与研究参与者沟通情况。不论研究参与者来访、来电或收到研究参与者申诉相关邮件，均应如实记录相关信息。对申诉事件进行调查核实，必要时联系研究者了解情况。对秘书不能处理的应提交会议讨论。对需要提交会议讨论的研究参与者申诉事宜及秘书无法处理的研究参与者申诉，秘书安排会议上通报处理结果或需要讨论的事宜。

（三）伦理审查委员会受理研究参与者申诉的原则

伦理审查委员会的核心职能是保护研究参与者权益与安全，该核心原则应始终贯彻在伦理审查委员会的各项工作中。在受理研究参与者申诉过程中，首先应评估识别申诉类别。在涉及研究参与者安全相关问题时，应及时与项目组沟通，由研究医生评估风险，确保研究参与者安全，及时处理。受理涉及项目基于临床研究项目的相关问题时，应督促项目组及时完善知情同意过程，解答研究参与者相关疑问。受理经济相关问题时，应核实相关情况，必要时联系相关部门协助解决。

六、研究参与者补偿与赔偿

（一）定义

根据《中华人民共和国民法典》，补偿指行为人无过错，为填补对方损失，出于公平原则支付给对方相应金钱或其他弥补。赔偿指由于行为人过错给他人造成损害，需支付给受害人金钱或其他赔付。

《药物临床试验质量管理规范》《医疗器械临床试验质量管理规范》《涉及人的生物医学研究伦理审查办法》等规章中，对研究参与者保护方面的规定均涉及"补偿"和"赔偿"两个方面。研究参与者补偿主要指在无过失情况下，研究参与者为参加临床试验所造成的与临床试验相关的时间、金钱或可预见的个人利益损失，申办者主动承诺给予研究参与者合理的金钱或其他弥补。研究参与者赔偿主要指由于药物缺陷，或由于申办者与研究者的违法失职所致，研究参与者发生了与临床试验有因果关系的损害或损失，申办者或临床试验机构应当支付研究参与者的金钱或其他赔付。

（二）研究参与者补偿

1.补偿种类

临床试验中涉及的主要补偿种类有：①采血补偿（研究参与者采血可给予适当的营养费，具体根据试验方案中确定的采血点或采血量确定补偿数额）；②组织样本采集补偿（提供样本的补偿和额外活检的补偿）；③交通补偿（对研究参与者来院参加临床试验的交通费补贴）；④误工补偿（如适用）；⑤餐补（如适用，例如需要空腹检查的门诊访视等）；⑥安慰剂组别补偿（如适用）；⑦访视补贴、住院补贴等；⑧研究参与者发生与试验相关的损害时，可获得的赔偿；⑨其他合理的补偿项目。

2.补偿审查

研究参与者补偿的伦理审查要点：

（1）补偿的类别与数额与研究参与者参与临床试验过程中，所被占用的时间、可能的不适和不便以及研究参与者参加研究的额外开支等相关。

（2）补偿的水平不与研究参与者所参与临床试验的风险程度相关联。

（3）补偿的类别与数额的确定，应参考研究所在地区的文化传统以及社会经济背景，确保研究参与者参加研究不是基于补偿。

（4）补偿的方式（包括：货币，非货币等）是合适的。

（5）支付计划是按照研究参与者实际完成研究的比例支付，而不是以完成全部研究为条件。

（6）完成研究的奖励金额在合理范围内（例如：没有用药的访视，为降低失访而额外给予的补偿）。

（7）知情同意书中列出了补偿的所有信息，包括补偿金额、补偿比例，以及补偿发放的形式。

（8）应区分"补偿"与"获益"的概念。

（三）研究参与者赔偿

1.赔偿的种类

按照研究参与者与申办者、研究者及临床试验机构的法律关系不同，赔偿可分为：基于医疗服务合同的赔偿，临床试验委托合同的赔偿，医疗损害责任的赔偿，产品质量责任的赔偿（医疗器械质量问题）。

根据《中华人民共和国民法典》第1179条、第1183条规定，赔偿的项目主要有：医疗费、护理费、交通费、营养费、住院伙食补助费、误工费、残疾赔偿金

（如适用）、辅助器具费（如适用）、丧葬费和死亡赔偿金（如适用）、精神损害赔偿等。

2.赔偿审查

伦理审查委员会对研究参与者赔偿审查的要点：

赔偿是基于过失的惩罚性支付，伦理审查中要厘清过失由哪一方造成、由什么原因造成，由此请专业人士和司法部门判定过错责任分配，并监督赔偿行为是否完成。

伦理审查委员会应在审查过程中着重审阅保单额度、最低免赔额的给付以及发生与研究流程导致的相关损害时，申办者应该先支付研究参与者合理的医疗花费和/或补偿，而后申办者再与保险公司沟通理赔事宜，避免增加报销换届，加重研究参与者经济支出及负担。

第五章

研究参与者安全

一、研究参与者的获益-风险审查

(一) 获益-风险的初审

伦理审查委员会审查研究参与者的安全应基于对获益-风险评估。伦理审查委员应从各自专业角度出发，权衡研究参与者可能获益和潜在风险。

伦理受益的审查要点：①风险已被最小化，并且潜在的个人获益超过风险。②基于已有的证据，对潜在风险和预期获益进行评估，研究干预获益至少与现有替代方法相当或更高，研究干预的风险至少与现有替代治疗方法相当或更低。③作为一般原则，研究对照组的肿瘤研究参与者应当接受一个已被证明有效的干预，例如抗肿瘤药物临床试验中经常采取的"加载设计（add-on design）"。或者目前尚缺少被证明有效的干预措施，或现有干预措施不优于最佳支持治疗或不予治疗。例如某晚期肿瘤的三线治疗阶段已无被证明有效的干预措施，治疗指南中也推荐可参加临床研究；例如对已知某疾病阶段的肿瘤患者，"观察和等待"及最佳支持治疗是目前认为最佳的措施，且不予积极地治疗干预不会使肿瘤研究参与者遭受任何额外的严重或不可逆的伤害。④针对研究干预措施可能获益的受试个体，当研究达到终点或需要提前终止时，应考虑获益个体的权益保障措施。

伦理风险的审查要点：一般原则是保证肿瘤研究参与者的风险最小化。①避免肿瘤研究参与者暴露于不必要的研究程序，使肿瘤研究参与者的风险减少到最低限度。例如非必要的有创/有辐射性的检查、过多的采血量，或远高于临床诊疗需要的往返就诊。②符合临床诊疗常规的前提下，合理安排肿瘤研究参与者诊断或治疗程序，使肿瘤研究参与者的风险减少到最低限度。例如结束研究干预后，结合该肿瘤生物学特征和临床诊疗规范，制定合理的随访间期，及时安排研究参与者复诊和随访，如有疾病进展的迹象，及时出组更换其他有效治疗或终止研究。③为保证多中心研究质量或评价的一致性，肿瘤临床研究会借助中心实验室和中心影像评价协助结果的检测和判读，应当谨慎地审查该类流程对肿瘤研究参与者安全评判和及时救治所带来的风险。④肿瘤临床研究中，为保证研究参与者的均一性，申办者会设置"预筛"环节，要求研究者将研究参与者相关的病历资料、验单报告等传输到指定邮箱或网页中，由此可能带来一些潜在风险，如"挑选研究参与者以获得更佳的研究数据"的结果偏倚风险、研究参与者隐私泄露风险和延长等待治疗时间的风险。

成人研究参与者可参与临床研究的获益分为：①无预期的研究参与者直接获益，但有可能在受试群体相关疾病的理解方面获益；②无预期的研究参与者直接获益，但可能有科学知识积累方面的社会获益；③该临床研究包括使研究参与者个人的直接获益。④免费提供研究干预、作为激励或报答向研究参与者支付的报酬或其他形式的补偿，不应被考虑为研究参与者的"获益"。

成人研究参与者可参与临床研究的风险程度为：①不大于最小风险（最小风险是指，临床试验的预期伤害或不适的发生概率和严重程度不大于在日常生活或体格检查、心理检查等常规操作过程中通常遇到的伤害和不适）；②比最小风险适度增加的风险，是否"适度"由研究者和伦理审查委员会做出判断。

涉及未成年人的临床研究审查要点：①研究只有在解决影响未成年人健康和福祉的严重问题时，研究才可获得批准。②不超过最小风险（未成年人临床试验的最低风险应解释为生活于安全环境中的与受试人群年龄相同的正常、普通健康儿童在日常生活中遇到的风险）的研究；③适度超过最小风险，但预期会使未成年人研究参与者个人直接获益的研究；④适度超过最小风险，且无预期使未成年人研究参与者的直接获益，但可能使未成年人研究参与者群体获益。

另外，方案中应明确风险最小化处理措施：比如方案中风险防范措施及处理预案、退出和中止标准、急救措施、紧急破盲流程等；筛选期、随访期各项检查的科学性和必要性，不会给研究参与者带来额外伤害；研究负责人及其授权的研究者资质和能力符合研究要求等。

（二）获益-风险的跟踪审查

随着研究项目开展，伦理审查委员会会不断收到可能影响研究参与者风险及获益方面的信息和文件，需要在每次跟踪审查时对项目获益-风险进行重新评估，使得在组或即将入组的研究参与者依然处于合理的获益-风险比中。获益-风险的再次评估标准与初审审查相同，以研究参与者为核心，临床价值为导向来做出。（可参考第六章"跟踪审查"）

二、研究参与者隐私安全审查

（一）研究参与者隐私的范畴

根据《中华人民共和国民法典》，隐私是自然人的私人生活安宁和不愿为他人知晓的私密空间、私密活动、私密信息。在医疗场景中，患者隐私保护还应包含：在医疗活动中对患者身体的隐私部位、病史、身体缺陷、特殊经历、遭遇等隐私进行保护，以确保不受任何形式外来侵犯的权利。这种隐私内容，除患者的病情之外还包括患者在就诊过程中只向医生公开、不愿让他人知道的个人信息、私人活动及其他缺陷或隐情。在临床试验场景中，研究参与者隐私还应包含：个人参加临床试验的意愿和事实、知情同意过程、临床试验过程中从研究参与者处采集并用于临床试验的含有研究参与者隐私的各类数据。

临床试验过程中常会收集研究参与者个人信息：①研究参与者的身份信息。包括研究参与者的姓名、性别、年龄或出生日期、职业、学历、婚姻状况、家庭住址、电话号码、证件信息（身份证号、护照号、社会保障卡号、医疗卡号）、住院号、门诊号、银行账户信息、签名等。②研究参与者的健康信息。研究参与者的疾病诊断与治疗用药、血型、家族疾病和遗传性疾病史等个人的医疗记录。上述信息如泄露，均有可能给研究参与者造成不同程度损害或负面影响。

（二）研究参与者隐私保护方式的审查

伦理审查委员会应当审查研究各方是否采取保密措施，如研究参与者个人信息的加密或去标识化方式等确保研究项目资料的保密性。通常做法包括但不限于，使用代码来记录研究参与者身份确认信息。研究参与者纳入研究时，将其姓名转换为"研究参与者鉴认代码"，确保身份信息、疾病信息、生物样本信息等数据经过编码"脱敏"处理后提供给申办者及有必要获得相应部分信息的其他试验参与方；病例报告表（CRF）上使用研究参与者鉴认代码等。

如在递交伦理审查委员会审查的文件中，特别是需要向申办者/CRO或中心实验室等第三方机构提供的文件资料、表单中出现了研究参与者个人信息填写、登记等情形的，一律被视为存在研究参与者隐私泄露的风险，应当予以纠正后方可通过审批。

（三）研究参与者隐私保护权利的知情审查

建议将隐私保护写入知情同意书中，对研究参与者进行充分告知，取得研究参与者的同意，让研究参与者知道个人信息和隐私受到法律保护且研究团队将按法律规定和知情同意书等文件要求合理使用，还应告知研究参与者隐私保护的局限性。一旦发现研究参与者个人信息或隐私受到侵犯，研究参与者可提起质疑甚至诉诸法律手段，这些行为不应影响其正常临床诊疗。伦理审查委员会在审查知情同意书时，可特别关注相关表述是否完整和规范。

知情同意书中，关于研究参与者隐私保护表述建议包含但不限于以下内容：为什么要收集我的个人信息？由谁收集？谁会接触我的个人信息？如何保护我的个人信息？将收集我的哪些个人信息？将会如何使用我的个人信息？我对我的个人信息具有哪些权利？如果我想撤销使用我个人信息的同意怎么办？

（四）研究参与者隐私安全受损的补救措施审查

伦理审查委员会一旦收到涉及研究参与者隐私安全受损的上报，建议立即参照相关工作制度或SOP启动审查工作，评估隐私泄露情况及其后果，以及相关补救措施的合理性及可操作性，督促措施的落实，切实保护研究参与者权益，将隐私安全受损的风险降到最低。

三、临床研究安全信息审查

根据我国GCP要求，伦理审查委员会应关注并明确要求研究者及时报告：显著增加研究参与者风险或影响临床试验实施的安全数据改变；所有可疑且非预期严重不良反应；可能对研究参与者安全或临床试验实施产生不利影响的新信息等。安全信息具体包括：可疑且非预期严重不良反应（SUSAR），研发期间安全性更新报告（DSUR）、其他潜在的严重安全性风险信息报告。对于未按照经伦理审查同意试验方案实施，或出现非预期严重损害的临床试验，伦理审查委员会有权暂停、终止其在本机构实施。

（一）SUSAR 审查

（1）SUSAR（Suspected Unexpected Serious Adverse Reaction，可疑非预期严重不良反应）定义：指临床表现的性质和严重程度超出试验药物研究者手册、已上市药品的说明书或产品特性摘要等已有资料信息的可疑且非预期严重不良反应。

（2）上报时限：伦理审查委员会应当关注并明确要求研究者及时报告所有可疑且非预期严重不良反应（详见 2020 版 GCP 第三章第十一条）。对致死或危及生命的非预期严重不良反应，申请人应在首次获知后尽快报告，但不得超过 7 天，并在随后 8 天内报告、完善随访信息。对非致死或危及生命的非预期严重不良反应，申请人应在首次获知后尽快报告，但不得超过15天（注：申请人首次获知当天为第0天）。鉴于申办者向伦理审查委员会报告的方式和时限要求暂未统一，基本参照各医疗机构伦理审查委员会的报告制度。

（3）送审要求：送审文件要完整、及时。送审文件包括：SUSAR个案报告表、SUSAR摘要和汇总表。要求报告内容填写完整，申请人要签名并注明日期。

（4）审查方式：简易审查/会议审查。由主审委员根据对本中心研究参与者的影响，决定是否提交会议审查。

（5）审查要素：是否影响研究预期风险与获益的判断；受损伤研究参与者的医疗保护措施是否合理；研究参与者的其他医疗保护措施是否合理；是否需要修改研究方案或者知情同意书。

（二）DSUR 审查

（1）DSUR定义：研发期间安全性更新报告。

（2）上报时限：以年度报告递交，原则上报告周期不超过1年。

（3）送审要求：送审文件要完整、及时。送审文件包括：DSUR报告和汇总表。

（4）审查方式：简易审查/会议审查。由主审委员根据对本中心研究参与者及整个项目研究参与者的影响，决定是否提交会议审查。

（5）审查要素：是否影响研究预期风险与获益的判断；是否需要修改研究者手册、研究方案或者知情同意书。

（三）SAE 审查

（1）SAE 定义：研究参与者接受试验用药品后出现死亡、危及生命、永久或严重的残疾或功能丧失、研究参与者需住院治疗或延长住院时间，以及先天性异常或出生缺陷等。对新药临床试验，2020 版 GCP 不再规定要求 SAE 上报给伦理审查委员会，各单位可根据具体情况考虑。

（2）上报时限：按照各有关单位伦理审查委员会的具体要求报告。

（3）送审要求：送审文件要完整、及时，送审文件包括：严重不良反应报告表。

（4）审查方式：简易审查/会议审查。由主审委员根据对本中心研究参与者的影响，决定是否提交会议审查。

（5）审查要素：判断 SAE 与研究干预相关性；判断 SAE 是否预期；判断 SAE 是否影响研究预期与获益；受损伤研究参与者医疗保护措施是否合理；其他研究参与者医疗保护措施是否合理；是否需要修改研究方案或知情同意书。

第六章

跟踪审查

一、概述

临床研究跟踪审查是指伦理审查委员会对上次审查以来出现的试验安全新信息（无论来自研究本身还是其他来源）或涉及研究参与者或他人风险的非预期不良事件进行审查，通过评估研究参与者风险、潜在获益、知情同意和安全保障措施等方面变化情况，判断是否需要改变伦理审查委员会以前的风险评估决定。

临床研究跟踪审查需要整体性、关联性和扩展性思考。例如，为避免对研究参与者造成紧急伤害的方案偏离，不应仅审查方案偏离的合理性，还应分析这仅是一次孤立事件还是存在系统性风险，并关联审查相关保护措施是否有效落实或及时改进，必要时应扩展审查同类事件是否在其他参加中心或其他相关研究中持续存在，最终经综合判断得出跟踪审查结论。

目前我国医疗机构伦理审查委员会的跟踪审查主要是针对申办者/研究者递交信息的被动审查，常见①修正案审查。②方案偏离/违背审查。③安全性报告审查。④年度/定期报告审查。⑤暂停或提前终止研究审查等。然而，医疗机构每年开展临床研究达数十至数百项，关乎研究参与者安全与权益的事件随时可能发生，迫切需要伦理审查委员会开展主动跟踪审查。

作为跟踪审查的两种主要形式，无论是被动审查还是主动审查，面对的伦理问题基本相同。为此，本章聚焦涉及研究参与者权益与安全的常见伦理问题，以相关法规对跟踪审查的明确要求为依据，归纳17个主要审查事项，帮助大家在大量试验讯息中及时发现伦理问题，践行敏捷治理的伦理审查新理念。

二、主要审查事项

（一）递交资料的完整性和规范性

1.审查范畴

日常跟踪审查是伦理审查的重要组成部分，通过跟踪审查掌握临床试验实施情况，尽早发现问题、识别风险并及时纠正，最大程度保护研究参与者权益。试验过程中更新资料递交是伦理审查委员会开展跟踪审查的第一步，递交材料不及时、不完整、内容撰写不规范等问题将影响日常跟踪审查的效率和质量。

2.主要审查资料

（1）修正案

应以修正案提交伦理审查申请的主要情形包括：①发现药物新的安全性问题或潜在安全风险，如临床或非临床研究中新的安全性数据与信息等，需要及时对临床试验安全性研究相关内容进行修改或完善；②需要对临床试验有效性研究相关内容进行修改或完善；③为了提高临床试验实施效率，需要修改试验方案中相关内容及其涉及的所有文件；④其他，如变更联系人、联系方式、主要研究者、地址等，一般不涉及试验方案设计。需提交跟踪审查的资料包括：研究方案、研究者手册、知情同意书、招募广告、病例报告表及给研究参与者的其他相关文件的修正案；修正案审查申请表；对研究方案或其他相关文件做修正的对比说明文件；修正后完整版的研究方案及其他相关文件；修正案组长单位伦理批件（如有）。

（2）重大或持续方案偏离报告

临床试验中各种原因导致重大或持续的试验方案偏离均需要研究者在获知后及时报告伦理审查委员会。需提交跟踪审查的资料包括：①不依从/违背方案报告表；②必要时附相关安全性报告或其他支持性文件。【参考本章"二、主要审查事项（八）方案偏离与违背"】

（3）安全性信息报告

提交跟踪审查的安全性报告主要包括：①严重不良

事件（SAE）报告（现行GCP不再规定要求SAE上报伦理审查委员会，各单位可根据具体情况考虑）；②可疑且非预期严重不良反应（SUSAR）报告；③研发期间安全性更新报告（DSUR）等。【参考第五章"三、临床研究安全信息审查"】

（4）年度/定期进展报告

正在实施的临床试验定期跟踪审查，审查的频率应当根据研究参与者的风险程度而定，但至少一年审查一次。需提交跟踪审查的资料：年度/定期进展报告；必要时附其他支持或安全性文件（如SAE列表，重大方案违背列表等）。【参考本章"二、主要审查事项（十一）、试验进展报告"】

（5）暂停/终止报告

在临床试验过程中，各种原因，研究者/申办者暂停或提前终止临床研究时，应立即向伦理审查委员提交暂停/终止研究报告，并提供详细书面说明。需提交跟踪审查的资料：①项目暂停/终止研究报告表；②暂停/终止研究详细的书面说明；③盲法研究须提交本中心紧急揭盲结果；④必要时附其他支持文件。

（6）研究完成报告

临床试验完成后，研究者应当向伦理审查委员会提供临床试验结果的摘要。需提交跟踪审查的资料：结题报告表；总结报告及统计分析报告；盲法研究提交本中心揭盲结果。【参考本章"二、主要审查事项（十二）临床试验结果摘要"】

（7）其他

临床实施过程中出现可能显著影响临床试验实施或增加研究参与者风险的情况，研究者应当尽快向伦理审查委员会书面报告。此外，研究者/申办者应及时向伦理审查委员会提供处理研究参与者投诉需要的相关资料等。

3.常见问题

（1）递交跟踪审查材料不及时

①年度进展报告提交超过有效时限【参考本章"二、主要审查事项（十七）未按要求进行跟踪审查与伦理批件过期"】；②未按伦理审查委员会规定递交重大方案违背报告；③涉及死亡严重不良事件报告递交不及时等，均可能影响伦理审查委员会对试验进行中的研究参与者安全和权益风险开展跟踪审查。

（2）文件内容撰写不规范、不完整

递交伦理审查委员会的各种文件中名称、文件版本号、版本日期不一致，缺乏严谨性；申请表中必填项目填写缺项；应注明研究参与者鉴认代码的地方以复制病历资料替代，造成研究参与者身份信息泄露等。

（二）研究参与者筛选

1.审查范畴

临床试验实施前，研究者应获得伦理审查委员会书面同意，未获同意前不能筛选研究参与者；研究参与者筛选应严格遵守临床试验方案规定的入选/排除标准。伦理审查委员会应对所有批准的临床试验的研究参与者筛选情况进行跟踪审查直至试验结束。

2.审查要点

（1）研究参与者签署知情同意书的时间：研究参与者筛选时间不得早于知情同意书签署时间。

（2）研究参与者预筛：指研究参与者未签署知情同意书即进行筛查入组的相关检查。

3.审查方法

审查研究参与者筛选阶段的方案偏离/违背，研究者提交的方案偏离/违背报告，申办者/研究者提交的年度/定期跟踪审查报告；关注研究参与者筛选、纳入、完成和退出例数，是否存在不符合入选标准/符合排除标准的研究参与者纳入研究，是否存在关键检查未按研究方案执行即纳入研究。

（三）实施的试验方案版本

1.审查范畴

伦理审查委员会应开展临床试验方案版本的日常跟踪审查，关注研究者/申办者是否按照伦理审查委员会同意的试验方案版本实施临床试验，并在获批之日起实施新修订的试验方案。

2.审查要点

（1）审查研究者是否按照伦理审查委员会同意的试验方案实施临床试验，并在获批之日起实施新修订的试验方案。

（2）审查未经申办者和伦理审查委员会的同意，研究者修改试验方案的情形。（但不包括为了及时消除对研究参与者的紧急危害或者更换监查员、电话号码等仅涉及临床试验管理方面的改动。）

（3）审查为了消除对研究参与者的紧急危害，在未获得伦理审查委员会同意的情况下，研究者修改或者偏离试验方案，是否及时向伦理审查委员会、申办者报告，并说明理由。

3.审查方法

（1）及时审查分析研究者/申办者提交的相关资料，包括但不限于：方案偏离/违背，涉及死亡事件的报告，试验进展报告，试验结果的摘要，试验用药品的供给与管理。（具体参见本指南相关章节）

（2）延伸审查研究者是否对使用未经批准试验方案的情况予以记录和解释，并从研究参与者权益保护的角度评估风险。

（四）使用知情同意书版本

1.审查范畴

对正在开展的临床试验/研究，伦理审查委员会对项目进行日常跟踪审查时需审查研究者是否使用正确版本的知情同意书。

2.审查要点与方法

（1）研究者使用的知情同意书和提供给研究参与者的其他资料是否为获得伦理审查委员会批准的最新版本。

（2）如有经伦理审查委员会批准且需要研究参与者再次知情同意的更新知情同意书和提供给研究参与者的

其他更新资料，研究者是否在研究参与者/监护人最近一次来院随访时进行重新知情，并向其详细告知更新内容及其对研究参与者可能的影响。

研究者是否已采取恰当方式使处于生存随访阶段的研究参与者及时获知新版知情同意书的更新内容及其对研究参与者可能的影响，并已详尽记录该知情同意过程。

（3）若研究进行中，无民事行为能力的研究参与者达到限制民事行为能力的年龄，研究者需对该研究参与者本人进行重新知情，并根据研究参与者本人的真实意愿重新签署伦理审查委员会批准的最新版知情同意书。

（五）充分的知情同意

1.审查范畴

知情同意书文本内容和知情同意过程是临床研究伦理审查的重点。控瘤临床研究，特别是药物临床试验，持续时间长、研究信息更新迅速，随着试验进展知情同意书更新频率较高。因此，伦理审查委员会需重视相关问题的跟踪审查。

2.审查要点与方法

（1）知情同意书版本更新

①研究方案发生改变，如给药剂量、联合用药/治疗调整、新增或减少检查项目，生物样本获取和检测程序调整等，知情同意书的对应内容应同步更新并与更新研究方案保持一致。②继续参与研究的风险-受益评估，包括但不限于更新的安全性信息，非预期不良反应，一些特定干预措施或治疗可能存在的最新风险等。③研究参与者可获得的替代诊疗方法及其潜在受益和风险的信息更新：在干预性临床试验中，应明确告知不参加或退出研究可以选择的替代疗法，全面说明已有的标准治疗手段，特别是对于晚期初治或可手术切除的肿瘤患者；还需告知替代疗法的疗效和所伴随的风险、程度及范围，替代疗法可能引起的并发症及意外，不采取此替代疗法的理由等。

（2）知情同意过程

①最新版的知情同意书在获得伦理审查委员会审查同意后，研究者应及时对在研究期间的研究参与者再次进行知情同意，并签署新版本的知情同意书。②干预性的肿瘤临床试验中，处于筛选和治疗阶段的研究参与者通常应再次进行书面知情同意。③处于生存随访阶段的研究参与者，往往不便进行现场访视，当知情同意书的

修改内容与研究参与者安全或后续诊疗相关时，研究者可通过电话或其他远程形式进行知情同意。④所有的知情同意过程、具体时间及解答研究参与者疑问均应记录在原始病历中，包括电话或是其他远程知情同意形式。

（六）试验前不能获得研究参与者知情同意

1.审查范畴

对无公认有效标准诊疗手段的患者，经医学评估参加临床研究可能使患者获益，但紧急情况下（如生命垂危）无法获得患者本人或监护人知情同意，经伦理审查委员会同意开展的临床研究情形。日常跟踪审查需予关注是否存在研究参与者被强迫、利诱等不正当的影响而参加临床试验。

2.审查要点与方法

（1）伦理审查委员会对紧急情况下（如生命垂危）无法获得患者本人或监护人知情同意时开展临床研究的批准文件。

（2）审查研究者是否采取必要措施以尽快得到研究参与者或者其监护人知情同意，且同时告知伦理审查委员会保护研究参与者正当权益的程序。

（3）审查生物标本的使用，在得到研究参与者或者其监护人的知情同意之前，研究参与者的剩余生物标本不应用于后续/其他研究。

（七）非治疗临床试验由监护人代表研究参与者知情同意

1.审查范畴

非治疗临床试验通常预期对研究参与者无直接临床获益，如以健康志愿者为研究参与者的创新药 Ⅰ 期耐受性试验、人体药代动力学/生物等效性试验等，需研究参与者本人知情同意并自愿参加。发生监护人代表研究参与者知情同意情况，伦理审查委员会需关注研究参与者安全和权益，审查是否存在研究参与者被强迫、利诱等不正当的影响而参加临床试验。

2.审查要点与方法

（1）审查监护人代表研究参与者知情同意的适用性：法律法规不禁止该类临床试验及其变更的实施；临床试验只能在无知情同意能力的研究参与者中实施。

（2）审查监护人代表研究参与者知情同意的必要性：①方案中年龄拓展至0-8周岁。②需病人提供除已获知情同意之外的更多资料，或研究类型或用途超出捐献者授权时，研究参与者已死亡或失联。③突发情况：

研究参与者因意外致严重昏迷或生命病危，需监护人代表研究参与者知情同意；试验过程中研究参与者变为Ⅰ/Ⅱ级智力残疾、精神病、重度阿尔茨海默病等，不能辨认自己行为，导致法律主体发生变化，需监护人代表研究参与者知情同意。

（3）审查监护人代表研究参与者知情同意过程的规范性：①突发情况下，监护人代理知情同意的意愿强弱和对知情同意书内容认知能力的评估；②若研究参与者的监护人缺乏阅读能力，应当有一位公正见证人见证整个知情同意过程；③研究者应当向其监护人、公正见证人详细说明知情同意书和其他文字资料的内容。

（4）审查研究参与者安全与权益保护措施：①已尽最大努力将临床试验的研究参与者预期风险降至最低；②临床试验实施方案中有完备措施，确保将研究参与者安全性风险减至最低；③试验方案和知情同意书等内容应阐明：研究者在临床试验中应当严密观察研究参与者，若研究参与者出现过度痛苦或者不适的表现，应当让其退出试验，并给以必要的处置以保证研究参与者的安全；④试验方案和知情同意书等内容应阐明：在试验开始后直至试验结束后的适当期间内，若研究参与者全部或部分恢复行为责任能力，应及时获得研究参与者本人的知情同意。

（八）方案偏离与违背

1.审查范畴

伦理审查委员会应在试验实施过程中跟踪审查重大或持续发生的方案偏离/违背，并及时有效处置损害研究参与者安全与权益的方案偏离/违背事件。

2.审查要点与方法

（1）常见方案偏离/违背：①知情同意签署不规范；②违反纳排标准；③药品管理不规范；④采血、检查、服药、随访等试验操作时间超窗；⑤采血、检查、服药等未按照方案规定实施；⑥达到退出标准而未被退出试验等。

（2）关注重大或持续发生的方案偏离/违背：从试验项目递交文件中发现问题，对发现的不确定性问题开展延伸审查，评估方案偏离/违背的主体及可能存在的系统性风险。

（3）方案偏离/违背的严重程度：①对研究参与者安全与权益的损害程度及其对研究参与者继续参加试验意愿的影响；②方案偏离是否影响试验数据完整性、真实性和准确性。③研究者/申办者应避免方案偏离的危害反复持续存在。

（4）重大方案偏离/违背的管理：要求研究者/申办者提交报告中记录重大偏离方案具体情况，解释偏离行为，评估严重程度和持续性，并对偏离方案情况采取针对性措施。建议试验机构关注方案偏离/违背原因，针对方案偏离高发环节采取改进措施预防和减少方案偏离。

（九）试验用药品的供给与管理

1.审查范畴

伦理审查委员会应及时处理药品供给和管理过程中出现的相关伦理问题和患者投诉，出现与试验用药品相关研究参与者权益和安全不能得到保障等情形，伦理审查委员会应及时提出整改意见并监督申办者有效落实，如必要可要求暂停或者终止试验用药品供给。

2.审查要点与方法

（1）申办者在临床试验项目获得伦理审查委员会同意和药品监督管理部门许可或者备案之前，不得向研究者和临床试验机构提供试验用药品。

（2）未经伦理审查委员会同意，研究者/申办者不得向已获得知情同意的研究参与者以外的其他任何人提供试验用药品。

（3）未经伦理审查委员会同意，研究者/申办者不得超出试验方案规定范围向研究参与者提供试验用药品。

（4）从试验提供治疗中受益的研究参与者退出试验后仍能申请延伸给药：①试验方案中应有针对达到试验观察终点后继续为可能获益研究参与者供药的详细实施方案；②伦理跟踪审查需关注研究参与者获益与风险并重点审查知情同意书关于延伸给药期限、研究费用和补偿、发生损伤处理等相关内容。

（5）由申办者或研究者发起的已上市药品拓展性使用可参考《药品管理法》和《医疗卫生机构开展研究者发起的临床研究管理办法（试行）》。

（十）涉及死亡事件的安全性报告

1.审查范畴

安全性报告应符合以下要求：除试验方案或其他文件（如研究者手册）中规定不需立即报告的严重不良事件外，研究者应当立即向申办者书面报告所有严重不良事件，随后应当及时提供详尽、书面的随访报告。其中，涉及死亡事件的报告，应向申办者和伦理审查委员会提供其他所需要资料。

2.审查要点与方法

（1）申办者或研究者应采用ICH-E2B（R3）格式递交死亡事件SUSAR报告；

（2）报告信息应包括：安全性报告的识别、信息的主要来源、安全性报告发送者信息、文献参考、研究识别、患者特征、反应事件、相关检测和操作结果、药物信息、叙述病例总结和进一步信息等，涉及死亡事件还应提供最终医学报告等伦理审查委员会要求的其他材料。

（3）重新进行风险-获益评估：在本中心发生的首次死亡事件报告后伦理审查委员会必须组织会议审查，重点审查死亡原因及与试验药物的关系等。根据上述资料衡量继续开展试验的风险和获益，如研究参与者损害的后续安排是否合适，试验方案、研究者手册及知情同意书是否需要修改，研发期间安全性更新报告周期是否需要调整，是否存在可能影响其他研究参与者继续参与研究的风险等。

（4）扩展跟踪审查范围：如必要，要求申办者提供全部试验中心的死亡事件汇总报告，同时审查申办者采取的研究参与者安全及权益保护措施是否适当。

（5）调整跟踪审查频率：根据死亡事件对研究风险程度的影响，评估是否有必要调整定期审查频率。

（十一）试验进展报告

1.审查范畴

对已批准实施的研究项目，研究者应当按要求及时提交研究进展、违背方案、暂停/中止、终止、研究完成等各类报告，伦理审查委员会应当按照研究者提交的相关报告进行跟踪审查。

2.审查要点与方法

（1）研究者提交的各类试验进展报告包括：①临床试验年度报告和试验进展报告；②出现可能显著影响临床试验实施或增加研究参与者风险的情况，研究者应尽快向申办者、伦理审查委员会和临床试验机构书面报告；③试验结束后研究者应向伦理审查委员会提供临床试验结果摘要。

（2）试验进展报告的规范性：规范的试验进展报告内容一般包含：①基本信息，如项目名称、方案编号、申办单位、项目承担单位、首次通过伦理时间等；②主要信息，如研究进展情况、研究参与者信息、SAE情况汇总情况、重要方案违背情况、文件更新情况以及招募情况等。

（3）试验进展报告的实效性：试验进展报告中的安全性信息等关键更新应该具备合理的实效性。

（4）试验进展报告需关注的重点问题：①是否按照伦理审查委员会同意的研究方案开展试验；②研究过程中是否存在擅自变更项目研究内容的情况；③是否发生严重不良反应或者不良事件且及时上报并恰当处置；④根据试验进展报告及相关资料是否需要暂停或者提前终止研究项目；⑤其他需要审查的内容。

（十二）临床试验结果摘要

1.审查范畴

临床试验完成后，研究者应向伦理审查委员会提供临床试验结果摘要，伦理审查委员会需对临床试验完成情况进行结题审查，评估临床试验对研究参与者安全与权益保护的总体情况。

2.审查要点与方法

（1）临床试验结果摘要的规范性：①临床试验的结果摘要是临床试验总结报告的一部分，应以具体数据说明结果。如必要，应附完成的各期临床试验一览表。②临床试验结果摘要范例可参考ICH E3临床研究报告的结构和内容。

（2）提交临床试验结果摘要的实效性：结题审查有填写要求和时限要求，一般要求在临床试验实施模块无新增数据后 1 个月内提交结题审查报告。如有特殊原因导致不能在 1 个月内提交报告，可以申请延期提交，并附详细理由，伦理审查委员会将了解原因并做出相关处理。

（3）评估临床试验中的研究参与者安全与权益保护状况：应根据临床试验结果摘要内容审查如下内容：①研究过程是否按照批准的研究方案开展；②是否按要求上报 SAE、试验风险是否超过预期评估；③临床试验结束后是否需要继续采取相关研究参与者保护措施等。

（4）必要时可参考独立数据监查委员会的监查报告：申办者建立的独立数据监查委员会负责定期评价临床试验进展情况，包括安全性数据和重要的有效性终点数据。

（十三）与试验方案无关的生物样本检测

1.审查范畴

人体生物样本是指从人体获得或衍生的任意物质，包括但不限于血液、尿液、粪便、组织、皮肤、骨髓、肌肉、毛发、分泌物和内脏器官等。研究者不得实施未经伦理审查委员会同意的生物样本检测。伦理审查委员会在跟踪审查中应关注临床研究是否存在与批准试验方案无关的生物样本检测。

2.审查要点与方法

（1）审查生物样本知情同意书内容：研究前须制定生物样本采集知情同意书，使用通俗易懂的语言说明所有关键信息及风险。

（2）知情同意书必须详细说明以下重点问题：①应说明生物样本采集来源，如来源于手术切除的组织还是来源于其他途径（比如额外抽血、常规检测剩余样本等）和研究参与者潜在受益和风险；②应明确告知研究参与者生物样本的使用范围，研究结束时是否对剩余生物样本进行销毁，以及销毁方式和时间（如不销毁，还需要说明它的贮存细节和将来可能的利用需求和依据）；③应声明研究参与者有权拒绝提供与试验方案无关的生物标本采集，不会因此对其治疗或加入试验产生任何不利影响，并有权在不受胁迫情况下撤回其同意的意见，且不会受到损失或惩罚；④将收集、分析特定生物样本作为入组筛选、疗效评估以及安全性评估的重要参考指标时，应详细告知患者进行生物样本检测的原因；⑤利用组织样本进行基因检测类研究时，应告知研究参与者有知晓基因检测结果的权利；⑥应详细说明研究参与者隐私保护措施，明确生物样本保管人以及保管职责范。

（3）生物样本知情同意过程：研究参与者提供研究用生物样本的知情同意过程，既要确保研究参与者已经理解同意生物样本的具体研究用途，还要确保研究参与者能够理解他们同意其生物样本用于研究后会发生什么。

（4）生物样本在未来研究中使用的知情同意：有相当多的情况下，在生物样本收集之时研究参与者并不了解未来研究的细节。知情同意应该包括一个单独的声明来询问研究参与者是否允许在未来未知的研究中使用他们的样品，或者如果未来研究中涉及他们的组织样本，研究者是否可以联系他们。

（5）生物样本采集时研究参与者信息管理和去识别措施：生物样本分析可能产生大量有待开发的数据，并可能在广泛的研究领域内共享。这些数据除用于初始研究之外，对于其他疾病研究也存在潜在价值。这些可能的数据共享应在知情同意书中明确阐述，并向伦理审查委员会说明如何开展后续分析。同时，负责样本采集的医疗机构应当充分考虑并制定对应的患者权益保护措施。从事全基因组关联分析的研究者必须遵守数据共享法规，不包含研究参与者识别信息的遗传（基因型和表型）数据只能在《中华人民共和国人类遗传资源管理条例》等法律法规的允许范围内使用和共享。

（十四）剩余样本处置

1.审查范畴

临床试验剩余生物样本是指所有用于临床试验后剩余的生物样本，譬如检测后剩余的体液类（血清、血浆、尿液、痰液、灌洗液、前列腺液、精液、脑脊液、胸腹水等）、组织标本及生物样本预处理后产物（DNA、RNA、蛋白等）。伦理审查委员会应对临床试验剩余生物样本的保存、销毁、再利用等进行跟踪审查。

2.审查要点与方法

（1）剩余样本处置是否符合临床试验方案和知情同意书的规定：临床试验剩余生物样本的处置，应严格按临床试验方案中规定的和知情同意书中告知的处置要求和处置时间点进行保存及销毁。

（2）临床试验剩余生物样本再次用于其他科学研究

时必须再次通过伦理审查。

（3）剩余样本再利用是否再次获得研究参与者知情同意书。

（4）处置剩余生物样本的机构应具备相应资质。

（十五）临床试验获益-风险评估

1.审查范畴

依据涉及人的生物医学研究伦理原则，研究参与者人身安全和健康权益优先于科学或社会利益。伦理审查委员会应对已批准研究项目进行定期跟踪审查，主动开展临床试验风险-受益评估，确保临床研究不将研究参与者置于不合理风险之中。

2.审查要点与方法

（1）临床研究风险-受益比的评估方法：①风险识别：明确该项目有哪些具体风险和受益；②量化评分：将涉及风险与受益的细化要点进行具体量化评分；③划分等级：制作量化评分表并依据最终评分表分数确立风险评估等级（如四分法：不大于最小风险、低、中、高风险）及预期受益维度；④评估风险-受益比。

（2）审查可能影响临床研究风险-受益比的信息，包括：临床研究进展报告、暂停或终止原因、研究参与者招募、研究是否涉及弱势群体、安全性事件报告、方案偏离报告、研究参与者退出情况、影响风险-获益的新信息、研究者手册/研究方案/ICF更新内容、有关自上次审查以来发生的相关监管行动的信息汇总、主要研究者有无变更等内容

（3）审查申请简易审查程序的临床研究应是否具有较小风险。

（十六）质量管理风险评估与审查频率调整

1.审查范畴

临床试验质量管理风险既蕴含在试验实施各环节内部，又始终贯穿于试验实施全过程。申办者的临床试验质量管理体系应能有效监控影响临床试验质量和风险的关键环节。伦理审查委员会应审查申办者的临床试验质量管理体系是否全程有效保护研究参与者

2.质量管理风险评估责任

（1）申办者：①在试验过程中，申办者负责药物试验期间试验用药品的安全性评估；②申办者的药物研发期间安全性更新报告应包括临床试验风险与获益评估；③申办者应将临床试验中发现的可能威胁研究参与者安全、影响临床试验实施、改变伦理审查委员会同意意见

的问题及时通知研究者和临床试验机构。

（2）研究者：研究者应及时向伦理审查委员会报告：①临床试验实施中为消除对研究参与者紧急危害的试验方案偏离或修改；②增加研究参与者风险或显著影响临床试验实施的改变；③所有可疑且非预期严重不良反应；④可能对研究参与者安全或临床试验实施产生不利影响的新信息。

（3）伦理审查委员会：伦理审查委员会获得申办者和研究者提交的相关报告后，应及时甄别风险因素，评估风险等级。评估工作还应同时重点关注风险发生的可能性、可被察觉的程度以及风险对研究参与者保护的影响。

3.质量管理风险来源

（1）试验设计缺陷导致的风险：肿瘤临床试验方案设计复杂，试验持续时间长，试验药物毒性强、不良反应多，研究参与者获益不明确，所以伦理审查时需关注研究方案科学性、伦理性和可操作性方面缺陷可能导致的风险。

（2）设施设备缺陷与人员资质欠缺导致的风险：研究机构客观条件、研究者团队资质是否满足试验要求；

试验中是否严格按照GCP规范处理安全性数据；申办者监查员（CRA）/临床试验协调员（CRC）的资质是否满足临床试验要求。

（3）试验管理体系缺陷导致的风险：临床试验机构是否建立有效的质量管理制度；申办者或CRO是否构建完善的试验项目质量管理体系；试验用药品管理是否规范等。

4.质量管理风险类别

（1）试验方案设计及试验开展过程中的变更与修改可能导致试验风险增加。

（2）试验运行风险：研究者执行方案的依从性、试验数据处理是否满足ALCOA+原则、试验用药品是否闭环管理、方案偏离与违背是否及时合规处理等。另外，研究参与者在试验中依从性不足也可能导致试验运行风险。

（3）操作规范风险：参加试验各方人员（包括研究者、研究参与者、CRA与CRC）的资质、能力与工作态度是否满足试验要求；研究参与者是否及时签订更新后的知情同意书；研究参与者权益保护措施是否执行到位；研究参与者是否知道合规投诉途径等。

5.质量管理风险等级

类别 / 等级	试验方案风险	运行规范风险	操作合规风险	参与人员风险	质量体系风险
最小风险	试验设计合理,研究方案无实质性变更。	试验各方依从性高,无重大方案违背。	研究参与者保护措施得当,不良事件处理及时,试验数据真实可靠。	试验各方专业资质满足试验要求,工作负责,无渎职行为。	申办者建有满足试验需求质量管理体系,研究机构具有完善的质量控制体系。
低风险	试验设计基本合理,研究方案和/或知情同意书有非实质性变更。	试验各方依从性尚可,有轻度方案违背但频次不高。	具有基本的研究参与者保护措施,不良事件处理不够及时但仍在合规范围。试验数据真实性和可靠性未收影响。	部分试验参与人员资质与工作能力不能匹配试验需求,出现轻微工作失误。	申办者的质量管理体系有缺陷,监查质量略微不足。研究机构的质控能力略欠缺。
中风险	试验设计有缺陷,研究方案有实质变更。	试验各方依从性不佳,发生一定频次的中重度方案违背,有影响试验结果的可能。	研究参与者保护措施有缺陷,处理不当或不符合GCP法规的要求,有研究参与者投诉可能。发生有可能影响试验数据真实性和可靠性的事件。	试验各方工作失误较多,出现人为失误,需要承当相应的责任。	申办者的质量管理体系和/或研究机构质控体系有较多缺陷,无法及时发现风险隐患,如,未能及时进行试验监查,发现问题未及时与研究者沟通等。

类别 等级	试验方案 风险	运行规范 风险	操作合规 风险	参与人员 风险	质量体系 风险
高风险	研究方案有严重方案缺陷，或研究方案有重要实质变更，导致试验风险增大，可能导致试验质量失控。	试验各方依从性差，发生重大的可影响试验结果的方案违背的事件。	研究参与者保护措施有重大缺陷，不良事件处理严重不符合GCP法规的要求，有研究参与者投诉。出现影响数据真实性和可靠性的事件。	试验各方工作出现人为重大失误，需要承担相应的过错责任，甚至法律责任。	申办者的质量管理体系和/或研究机构质量控制体系有重大缺陷，试验过程中的问题长期存在无法解决，或风险管控与质控工作基本未开展。

6.基于风险评估的审查频率调整原则

（1）低风险项目：可以按照GCP法规要求，每年进行一次常规跟踪审查。

（2）轻度或中度风险项目：可根据项目具体风险项的影响缩短跟踪审查间期，如每6-9个月跟踪审查一次，对关键风险因素进行针对性审查。

（3）高风险项目：可缩短至每3-6个月跟踪审查一次，或按需不定期开展关键风险因素跟踪审查。基于新技术、新作用机理和/或可能导致非预期严重不良后果的项目，也可以按研究参与者入组情况进行跟踪审查，如，首例入组审查，在首例研究参与者入组和项目实施过程中进行风险因素排查，及时发现问题、纠正错误，调整风险等级等。

（十七）未按要求进行跟踪审查与伦理批件过期

1.审查范畴

未按要求进行跟踪审查是指未按伦理审查委员会要求及时提交跟踪审查所需相关资料，导致伦理审查委员会不能及时了解临床试验实施过程中的研究参与者安全和权益的情况。批件过期是指在临床试验实施过程中，因申办者或研究者原因，未按批件中审查频率进行审查以及由此造成超出伦理批件有效期的情况。

2.审查要点与方法

（1）伦理批件有效期：①伦理审查委员会相关制度性文件中应阐明伦理批件"有效期"的定义，如：起始日期以初始审查同意研究的决定文件的签发日期为准，截止日期是期限内的最后日期。②伦理审查委员会可在伦理批件上注明批件到期时间。

（2）年度/定期跟踪审查频率：①首次伦理审查批件应有申办者/研究者跟踪审查工作指引，告知伦理审查委员会的年度/定期跟踪审查要求。②伦理审查委员会应根据临床试验风险-受益比变化调整年度/定期跟踪审查计划。【参阅本章"十六、试验风险-受益评估"和"十七、质量管理风险评估与审查频率调整"相关内容】

（3）逾期递交资料的伦理审查：①应关注延迟递交的原因是否与研究参与者安全和受益情况相关；②如存在较高风险应审查损害研究参与者安全和权益事件是否仍在持续，以及损害的处理和赔偿措施是否适当。

（4）逾期时间超过伦理审查委员会规定的，应立即通知申办者/研究者暂停纳入新的研究参与者或暂停试验。重启暂定的试验需要重新递交申请。

第七章

研究团队及其支撑条件

为保障临床试验实施中的研究参与者安全与权益，伦理审查委员会应对研究团队履职能力及其支撑条件进行审查，并在实施过程中对研究团队履职情况进行持续跟踪审查。

一、审查要点

研究者应按GCP及有关规定规范开展临床试验，并在试验实施过程中做好研究参与者安全和权益的保护，对试验全过程进行监管，以保证试验结果的真实性和可靠性。伦理审查委员会应从以下几个方面重点关注研究者是否履行了法规规定的相应职责：

（1）研究者应按GCP、药政管理部门有关规定及相关专业制度及SOP要求，规范开展临床试验。伦理审查委员会应关注研究者是否有违背GCP及相关法规的情况，并根据情况给予相应意见。

（2）研究团队应能正确理解并严格执行试验方案。研究者应当按照伦理审查委员会同意的试验方案实施临床试验，未经申办者和伦理审查委员会的同意，研究者不得修改或者偏离试验方案，但不包括为了及时消除对研究参与者的紧急危害或者更换监查员、电话号码等仅涉及临床试验管理方面的改动。为了消除对研究参与者的紧急危害，研究者修改或者偏离试验方案，事后应当及时向伦理审查委员会报告，并说明理由。伦理审查委员会在审查违背方案时，应当关注是否有必要修订方案和/或知情同意书，同时还应当关注研究者是否及时向伦理审查委员会报告了方案违背。

（3）研究团队应能及时发现并积极有效处置研究参与者出现的不良事件。伦理审查委员会应该在审查本院研究参与者的个例安全性报告时重点关注以下情况，研究者是否为保护研究参与者安全采取了必要的措施，包括：研究者是否及时查阅了研究参与者的检查结果，并对异常结果做出医学判断；研究者对研究参与者受到的伤害是否采取了及时有效的治疗措施。

（4）研究者应将可能造成研究参与者安全与权益损害的情况及时准确告知研究参与者。

a.研究者意识到研究参与者存在合并疾病需要治疗时，是否主动告知研究参与者；

b.研究者是否关注了可能干扰临床试验结果或者研究参与者安全的合并用药；

c.研究者是否主动告知了研究参与者所受到的伤害是否与试验有关，是否及时联系申办者向研究参与者兑付与诊疗有关的费用及可能的赔偿。

d.研究者是否及时告知研究参与者可能影响研究参与者继续参加试验的新信息。

（5）研究团队应能及时向伦理审查委员会报告解释说明可能影响研究参与者安全权益及试验实施的情况。如，试验方案产生可能对试验风险受益比产生影响的重大修订；研究发生重大（和/或持续发生的）方案违背/偏离。

（6）研究团队应高度重视并有效处置伦理审查委员会受理的研究参与者投诉问题。同时，伦理审查委员会也应关注研究参与者抱怨的内容，并从研究参与者抱怨侧面了解研究团队是否按GCP及有关规定履行了研究者职责。例如：研究参与者抱怨研究药物的某项风险为其生活带来巨大困扰时，伦理审查委员会应关注知情同意过程是否规范；研究参与者抱怨补偿未及时发放时，伦理审查委员会应了解未及时发放的理由，关注研究者是否按GCP规定及时向研究参与者兑付。

（7）在研究实施过程中，如出现PI更换或增加新的PI，伦理审查委员会应按照GCP相关要求，及时审查新PI的资质。对于研究实施过程中PI调换工作单位、出国进修等原因不能继续履职的，伦理审查委员会应关注研究的后续安排，做好研究参与者保护工作。

二、审查决定

伦理审查委员会应当从提交伦理审查委员会的各项申请报告（违背方案报告、修正案申请、个例安全性报告等），及研究参与者投诉和抱怨中，了解研究者及其团队的履职情况，必要时向伦理审查委员会主任委员申请开展实地访查。对于不能有效履行保护研究参与者安全与权益职责的研究者，伦理审查委员会应根据情况做出审查决定，如：要求研究者加强GCP培训，在一定期限内暂停研究者继续参加研究的资格，通知临床试验质量管理部门加强监督管理等。

第八章

医疗器械临床研究的
伦理问题

一、医疗器械临床研究的伦理审查原则要素

医疗器械种类繁多，结构复杂，不同领域的操作方法及评价方法差异巨大。医疗器械临床研究的安全性和有效性评价一定程度上依赖于研究者的操作水平。诊断试剂临床研究参照医疗器械临床研究的管理，同样存在着临床应用广泛、专业性强等特点。控瘤相关的医疗器械研究整体行业发展较晚，相对于控瘤新药研发行业，投入较少，研发经验也较少。因此，控瘤相关的医疗器械临床研究的伦理审查应充分考虑器械临床研究的特点。

（一）规范医疗器械临床研究伦理审查制度

目前大部分医疗器械临床研究的伦理审查与药物相关临床研究的流程大致相同，但器械临床研究与药物临床研究存在较大差异，不同类型医疗器械风险差异较大。各伦理审查委员会应结合医疗器械临床研究相关法规、临床试验质量管理规范（GCP）的要求建立医疗器械伦理审查标准操作规程（SOP）。医疗器械GCP中对于文件递交的要求、严重不良事件（SAE）的上报及审查要求，文件保存规定等均与药物临床研究有所区别，不能直接套用药物临床试验的相关审查流程。相关内容

可参考本技术指南相关章节的介绍。由于医疗器械操作和使用专业性相对较强，使伦理审查委员会对相关问题判断有一定难度。必要时可补充独立顾问，提供专业意见参考，弥补伦理审查委员会自身专业性方面的缺陷。

（二）医疗器械临床研究团队资质的伦理考量

医疗器械临床研究工作需要多部门协作完成，涉及：申办者、研究机构管理部门、研究者、第三方（如：SMO公司、CRC）、研究机构的相关临床、医技部门等。结合医疗器械临床研究既有的特点，伦理审查委员会在医疗器械临床研究的试验前准备阶段应注重医疗器械研究团队的资质。

由于抗癌医疗器械临床研究的专业性强，研究对象相对局限，目前普遍存在的问题是缺乏专业有经验的申办者团队。部分申办者职责"缺位"，比如：从成本角度考虑，不派遣专业的CRC协助研究开展。另有部分申办者，直接派遣检测人员到研究机构，或者将企业员工直接作为健康对照组的研究参与者。医院临床研究管理部门、伦理审查委员会在审查医疗器械临床研究的过程中，应重视申办者资质的考察，明确申办者资质要求。在研究机构和申办者的临床研究协议中明确约定申办者职责，要求申办者提供保障研究顺利进行的研究经费和人力资源投入，如明确要求派遣专业 CRC 团队等。此外，由于医疗器械的设计、操作等与临床常规诊疗不同，伦理审查委员会应注重要求申办者组织全面持续的培训或提供相关资源以完成研究团队的相关培训，规范研究团队人员的相关操作。

伦理审查委员会在审查过程中应充分考虑研究者团队的资质要求。控瘤医疗器械临床研究专业程度高，为避免临床器械研究的方案设计本身存在缺陷，研究者应主动参与方案设计，从研究参与者的安全角度出发，优化研究设计。另一方面，医疗器械的安全性和有效性一定程度上依赖操作者。伦理审查委员会在审查过程中除了关注研究者的常规临床研究资质是否符合的基础上，更应关注特定医疗器械操作的培训经历及相关证明材料。

伦理审查委员会同时应关注研究者团队的人员配备是否齐全，相关工作分配是否合理。目前存在的普遍问题是医疗机构内部缺乏专业医疗器械研究专业人员。大量参与医疗器械临床研究工作人员是科室人员兼职，医疗器械设备缺乏专人管理。临床治疗与临床研究工作不予区分，导致医疗器械临床研究项目实施过程中诸多不规范的问题。伦理审查委员会在审查过程中应注重督促研究团队明确分工，建立授权管理制度，督促研究团队充分履职。

（三）医疗器械临床研究的风险管理

伦理审查委员会对医疗器械相关研究的伦理审查原则应充分考虑医疗器械风险差异性。考虑医疗器械本身可能造成风险的同时，应综合评估配合医疗器械使用的常规临床操作的风险（如：手术、麻醉的风险）；对高风险植入性三类器械，尤其是需长期在人体中放置的，应充分考虑随访频率和周期，研究参与者随时退出研究是否可能。

与药物临床研究相似，相关法律法规规定：罕见病、严重危及生命且无有效治疗手段的疾病相关的医疗器械用于临床试验之外的患者情况。对正在开展临床试验的用于治疗严重危及生命且尚无有效治疗手段的疾病的医疗器械，经医学观察可能使患者获益，经伦理审查、知情同意后，可在开展医疗器械临床试验的机构内免费用于其他病情相同患者，其安全性数据可用于医疗器械注册申请。但与药物临床研究不同的是，如此类情况需长期植入研究参与者体内，后续器械质量、相关安全性评估和随访工作等均应作为考量范畴。

（四）医疗器械临床研究中的知情同意的相关问题

基于以上医疗器械临床研究存在的普遍问题，如缺乏专业的人员团队等，导致医疗器械临床研究过程中存在不规范的问题，集中表现在知情同意书签署不规范。诊断试剂临床研究会涉及知情同意书豁免申请。伦理审查委员会在审查此类伦理申请时，应严格按照法规要求，对照是否适用知情同意豁免；考虑泛知情签署是否规范、泛知情的告知的内容是否涵盖现行的研究，是否需要重新知情。在涉及儿童研究参与者的研究中，伦理审查委员会应关注8岁以上未成年人泛知情是否有儿童本人的签字。伦理审查委员会同时应关注医疗器械临床研究中的健康对照组研究参与者来源的问题，考虑是否纳入弱势研究参与者（如：器械生产企业的员工等）。

（五）医疗器械临床研究的伦理全过程管理

医疗器械临床研究过程中的伦理审查遵循风险管理原则，伦理审查相关决定取决于对研究参与者权益与安全的综合评估。

同药物临床研究类似，伦理审查相关工作应落实在医疗器械临床研究的全过程管理中。项目立项后，研究实施过程中，常见审查工作包括：方案修正案审查（医疗器械类研究完成后会根据国家局发布的要求再次提出方案修正申请），偏离/违背的审查；项目跟踪审查；方案终止申请等。

医疗器械临床研究中有关方案偏离的报告应根据研究参与者安全因素行分类分级管理。方案偏离发现后按其严重程度进行分级，判定是轻微偏离或是严重偏离。轻微偏离即研究参与者尚无实质性风险，且不影响试验主要疗效指标和关键的次要指标；严重偏离即有伤害到研究参与者的实质性风险，或偏离影响到试验数据的科学性、完整性和准确性。伦理审查委员会在对方案偏离报告的审查过程中应重点关注事件是否对研究参与者安全性造成影响，对研究科学性造成影响。方案偏离发生后对该事件补救或改进措施是否充分，是否有其他影响研究参与者安全的问题并总体评估偏离事件对本研究风险/受益比的影响。关于医疗器械临床研究的方案偏离报告一般的审查决定分为：同意继续按原方案进行研究；对研究方案作必要的修正后继续研究；对知情同意书作必要的修正后继续研究；终止或暂停已批准的研究；采取其他补救或改进措施等。

关于在研项目的跟踪审查同样应基于方案风险的考虑。对二类、三类医疗器械，尤其是高风险器械临床研究，伦理审查委员会应提高持续审查水平；对风险较高，尤其是需长期植入体内的医疗器械，伦理审查委员会应充分考虑持续审查的周期，在方案结束后应有相应的研究参与者安置措施考量。

关于在研项目的方案终止申请审查应考虑项目终止后对在组研究参与者的安置情况，尤其是高风险的二类、三类医疗器械，部分需长期植入体内的医疗器械，项目终止后研究参与者后续监测、随访工作如何进行。

医疗器械研究方案修正同药物临床研究类似，值得注意的是，研究完成后，医疗器械临床研究会根据国家局的有关要求，对方案进行发补。此时伦理审查委员会应关注研究完成后再行方案修正或补充，对在组研究参与者是否有影响，是否需要纳入新研究参与者。

二、医疗器械创新体系建设与伦理审查

医疗器械创新体系的建立需伦理审查技术的支撑。

适用优先注册程序的医疗器械（含诊断试剂）。诊断或治疗罕见病、恶性肿瘤且具有明显临床优势，诊断或者治疗老年人特有和多发病且目前尚无有效诊疗手段，专用于儿童且具明显临床优势，或临床急需且在我国尚无同品种产品获准注册的医疗器械。

对国内尚无同品种产品上市的体外诊断试剂，符合条件的医疗机构根据本单位临床需要，可自行研制，在执业医师指导下在本单位内使用。具体管理办法由国务院药品监督管理部门会同国务院卫生主管部门制定。国家药品监督管理局可依法对突发公共卫生事件急需的医疗器械（含诊断试剂）且在我国境内申请上市的同类产品，或虽在我国境内上已有同类产品上市但产品供应不能满足突发公共卫生事件应急处理需要的医疗器械实施应急注册。

三、医疗器械不良事件伦理审查要点

医疗器械临床研究中基于风险控制的全过程管理。伦理审查委员会应建立完善的安全性报告审查制度。不同于药物临床研究，医疗器械临床研究目前法规要求研究应当在获知严重不良事件后24小时内，向申办者、医疗器械临床试验机构管理部门、伦理审查委员会报告；并按照临床试验方案规定随访严重不良事件，提交严重不良事件随访报告。研究者、伦理审查委员会在收到申

办者提供的试验医疗器械相关严重不良事件及其他安全性信息时，应及时查阅，并评估本院中心研究参与者的治疗是否应进行相应调整。申办者应在获知死亡或危及生命的临床试验医疗器械相关严重不良事件后7日内、获知非死亡或者非危及生命的临床医疗器械相关严重不良事件和其他严重安全性风险信息后的15日之内，向参与临床试验的其他医疗器械临床试验机构、伦理审查委员会，以及主要研究者报告，并采取风险控制措施。对出现可能危及研究参与者安全、可能影响医疗器械临床试验实施，可能改变伦理审查委员会同意意见的信息时，应及时组织对临床试验方案、知情同意书及其他提供给研究参与者的信息及相关文件进行修改，并提交伦理审查委员会审查。伦理审查委员会在审查严重不良事件报告时，一般建议为：要求提供进一步资料；同意试验继续进行；要求修订试验方案或知情同意书；要求修订试验方案持续审查频率，督促主要研究者及报告医疗器械临床试验的进展，转归情况。必要时可召开紧急会议。

由于医疗器械范围广，不良事件发生的原因可能是多方面的，不仅与医疗器械本身的质量、设计有关，还受到应用人群特性、使用人员的操作熟练程度的影响。研究者对不良事件的相关性判断难度较高，审查者通过不良事件报告发现研究项目本身的问题，从而进行审查的难度更高。如对发生严重的不良事件进行会议审查，或邀请独立顾问的等进行全面的评估，又难以保障审查意见的及时性。因此建议完善医疗器械监管机构的建设，有条件的伦理审查委员会可设立专门的医疗器械临床严重不良事件审查小组，定期召开例会，对医疗器械临床研究实施过程中存在的问题进行汇总和反馈。在高风险的医疗器械临床研究的立项审查时就应前瞻性地考虑不良事件处理预案是否充分。对于高风险的尤其是需要长期植入的医疗器械，一旦发生与研究参与者安全性相关的不良事件，伦理审查委员会能否单方面地要求项目进行整改或者对方案进行终止，也是有争议的问题。因此伦理审查委员会也可以建议医疗机构建立器械监管长效机制，包括建立完善的医疗器械临床研究质量控制体系，定期相关人员参加有针对性的培训等。伦理审查委员会的成员本身也应不断更新知识储备，学习最新的法律法规，从而提高伦理审查质量。

第九章

研究者发起临床研究的
伦理审查

一、概述

研究者发起的临床研究（investigator initiated trial, IIT）是指医疗卫生机构开展的，以人个体或群体（包括医疗健康信息）为研究对象，不以药品医疗器械（含体外诊断试剂）等产品注册为目的，研究疾病的诊断、治疗、康复、预后、病因、预防及健康维护等的活动。

根据研究者是否基于研究目的主动施加某种干预措施（以下简称研究性干预措施），IIT可分为观察性研究和干预性研究。

干预性研究一般由三级医疗机构、设区的市级及以上卫生机构牵头开展，其他医疗卫生机构可参与干预性研究。

以手术和操作、物理治疗、心理治疗、行为干预、临床诊疗方案、群体性健康措施、生物医学技术等为干预措施的IIT，原则上应使用已经批准上市的药品、医疗器械等产品，并在产品批准适用范围内或在符合产品临床应用指导原则前提下开展。使用方法不超过现有说明书的用法用量，预期人体内药物浓度（或生物效应）可达到有效浓度（或有效水平）；或使用方法虽超过现有说明书用法用量但有充分证据证明其安全性、耐受性良好，或具备明确风险获益评估证据且有良好风险控制措施。

对于某些创新性药物的Ⅰ期临床试验，或细胞治疗相关临床研究，在早期探索性阶段也会以 IIT 形式开展，需谨慎进行伦理审查。

二、IIT 伦理审查应重点关注的问题

（一）"超说明书"的问题

根据国家卫健委《医疗卫生机构开展研究者发起的临床研究管理办法（试行）》的要求，"以上市后药品、医疗器械等产品为研究性干预措施的研究者发起的临床研究，一般在遵循产品临床应用指导原则、临床诊疗指南和说明书的前提下开展"。只有"当同时满足下列条件时，可以超出上述范围开展干预性研究。"①在临床研究管理体系完备的三级甲等医院或与之具有相同医疗技术水平和医疗保障能力的医院开展。②针对严重危害人的生命健康或严重影响生存质量且目前无确切有效干预措施的疾病，或虽有确切有效干预措施但不可获取或研究性干预措施具有显著卫生经济学效益。③有体外实验手段、动物模型的，相关实验研究结果应当支持开展临床研究；或观察性研究结果提示确有必要开展干预性研究。④使用方法不超过现有说明书的用法用量，预期

人体内药物浓度（或生物效应）可达有效浓度（或有效水平）；或使用方法虽超过现有说明书用法用量但有充分证据证明其安全性、耐受性良好，或具有明确风险获益评估证据且具有良好风险控制措施。

已上市的抗肿瘤药物，根据国家药监局《已上市抗肿瘤药物增加新适应证技术指导原则》，当"临床研究机构应具有国家有关GCP法规要求的相应资质并有丰富的临床研究经验；主要研究者也应具有国家有关GCP法规要求的相应资质和丰富的临床研究经验，并在同行评议中获得较高学术地位"，可以开展相关的IIT项目，其结果可作为支持增加新适应证的申请依据，包括：①增加新瘤种；②增加新给药方案（对已批准适应证的给药剂量的变更和用药时间变更等）；③增加早期或晚期用药；④增加三/二/一线用药；⑤增加单药或联合用药；⑥增加儿童用药或成人用药。

根据《涉及人的生物医学研究伦理审查办法》规定，对研究参与者不得收取试验相关的费用，因此超适应证的药物或器械等需免费提供。

（二）创新技术/术式相关的IIT

以手术和操作、物理治疗、心理治疗、行为干预、临床诊疗方案、群体性健康措施、生物医学技术等为干预措施的临床研究，原则上应当使用已经批准上市的药品、医疗器械等产品，并在产品批准的适用范围内或在符合产品临床应用指导原则的前提下开展。

对于创新技术或术式，建议先谨慎开展小样本的单臂探索性试验，在不具备扎实前期研究基础上，不宜一开始就开展大规模RCT。

各种细胞治疗（如CAR-T、TCR-T、CAR-NK、新型靶向活化的CIK细胞治疗等）以及肿瘤新抗原疫苗治疗（个性化新抗原疫苗、通用疫苗）等创新技术方面的临床研究，研究设计、实施、纳入研究参与者类型等差异较大，伦理审查更需谨慎，既不阻碍新技术的创新发展，也要充分评估研究开展的必要性和合理性，预判研究风险，将研究风险降至最低，以保障研究参与者权益。

伦理审查时需要关注研究者及其团队的资质，主要研究者应具有高级职称，有丰富的肿瘤诊治新技术工作经验，至少已承担并完成3项以上新药注册研究。

肿瘤诊治新技术具有生物制品的多样性和复杂性，传统的药物临床试验设计不一定适用。若为细胞治疗研究，其产品的非临床研究评价内容取决于细胞类型及临床用途，对于非临床研究数据及信息，建议参考《细胞治疗产品研究与评价技术指导原则》，以较为全面地反映细胞治疗产品的安全性和有效性。

肿瘤诊治新技术临床研究应制定完备的风险防控计划，明确研究者/资助者的责任及对研究参与者出现重大风险的保障措施。若为细胞治疗研究，伦理审查时需注意研究方案中应明确说明当细胞制备不成功且不适合再次单采重新制备，不能获得符合质量标准的足量临床用细胞剂量时，如何进行合法、妥善、符合伦理的处置，并允许研究参与者退出，但需要对研究参与者提供医学建议和指导，并进行安全性随访。方案中应明确接受细胞治疗的研究参与者应进行长期随访，至治疗后15年，以了解细胞治疗的远期安全性信息。对随访中发现的重要问题及处理情况按照GCP要求及时报告上级卫生行政管理部门和药品监督管理部门。

（三）真实世界研究

已上市的药品、医疗器械等产品，开展前瞻性真实世界研究，应按照适应证内及超适应证区别对待。已上市药品超适应证，可能属于二类"新药"（见"《化学药品注册分类及申报资料要求》"），除已上市的抗肿瘤药物增加适应证，不应开展研究者发起的前瞻性真实世界研究。已上市的医疗器械，如果属于"需进行临床试验审批的第三类医疗器械"，则不宜开展研究者发起的前瞻性真实世界研究。

回顾性真实世界研究对象仅限于已完成治疗的研究参与者，如研究对象仍在接受治疗或随访，则需按前瞻性 IIT 来要求。前瞻性 IIT 因需收集研究参与者治疗及随访信息，应体现相应研究参与者获益，如提供交通补偿或检查费用减免等。

为规避因参加研究使研究参与者增加额外负担，应尽量免费提供试验用药物或器械，特别是因研究需要而增加的诊疗费用和其他费用应予免除。

（四）涉及临床信息的基础研究

部分基础研究涉及研究参与者临床信息的收集，如需进行生存随访，应该获得研究参与者知情同意，事先也必须经过伦理审查委员会的审查同意后方可实施。

对因科研基金或项目申报等取得临时性同意函的 IIT 项目，获得立项批准后的研究方案应再次提交伦理审查。

(五)"临床常用诊疗方法"的IIT

许多IIT中采用的研究性干预措施，被研究者认为"属于临床常用诊疗方法"，从而忽视了研究参与者的权益和风险。

实际上该"诊疗方法"可能只是在某些机构应用较多，并未被权威指南推荐。伦理审查委员会应要求研究者提供相应指南或行业共识作为审查依据，必要时请其他医疗机构专家担任独立顾问，提供第三方意见，对研究性干预措施是否影响常规治疗，研究采用的随访程序与频率是否合理，是否足以观察研究终点及不良反应，是否有恰当的不良事件处理预案等进行全面评审。

对IIT研究中采取的干预方式未被列入我国诊疗规范或指南的，可建议购买"临床试验责任险"，以最大程度保障研究参与者安全和权益。由于资源所限，IIT大多未制定第三方数据与安全监查计划，对研究参与者隐私与数据的保密也缺乏足够重视，伦理审查过程中应对以上问题进行提醒。

(六)研究参与者招募

有些IIT项目在招募广告及研究参与者招募过程中，容易夸大研究干预的疗效，而对研究风险强调不足，使得研究参与者对研究获益期望过高。伦理审查委员会在项目审查中应注意避免知情同意书及招募广告中出现如"……药物（或手术）是目前治疗……最先进的手段，安全有效，不良反应很少"等不客观及诱导性语言。另外，招募材料中不应出现"免费检查""免费提供研究药物"等表述，避免对研究参与者的不当诱惑。

（七）知情同意书

知情同意是确保临床研究符合伦理原则的重要手段，知情同意过程应确保研究参与者充分知晓并理解需要告知的内容，并明确具体的维权途径和程序。伦理审查委员会应要求研究者对知情同意过程进行描述，并审查是否完善合理。对于细胞治疗等高风险研究，应告知研究参与者及其家属，在细胞输注后至少4周内应居住在医院附近或在2小时内能保证迅速就医的地点。并在研究参与者出院时发放研究者联系卡。

IIT的知情同意书通常较为简单，伦理审查委员会应对其重点审查，确保知情同意书已涵盖必要的内容和要素，且对研究性干预的疗效及研究风险的阐述客观、详尽，必要时可提供纲要式模板供研究者参考。

对于肿瘤诊疗新技术，需向研究参与者强调其研究属性和不确定性，避免研究参与者产生误解，对研究受益持有过高期望。需明确告知研究参与者，即使签署知情同意书也不代表其一定能够参加研究。

细胞治疗或基因编辑研究，伦理审查时应特别注意知情同意书中是否明确告知致瘤性、因基因编辑或修饰导致的未知安全性问题等。如果是细胞治疗研究，知情同意书中还应明确告知有细胞制备不成功且不适合再次单采重新制备的风险，或者不能获得符合质量标准的足量临床用细胞剂量进行回输，并说明这种情况下研究参与者可以选择退出，需提供医学建议和指导，并会进行安全性随访；或者在等待细胞制备及回输的过程中研究参与者出现肿瘤进展病情恶化导致身体状况已不适合细胞输注，并告知对研究参与者的后续安排。

新技术临床研究，知情同意书中需要告知的其他特殊注意事项：研究结束后的安排（包括研究结束后如果有效是否继续免费治疗等），长期随访的要求（细胞治疗的研究最长可达治疗后15年，以了解细胞治疗的远期安全性信息）。研究中的妊娠风险、商业利益分享、全基因测序（如有）的意义与风险也应充分告知研究参与者。

应特别注意的是，观察性IIT研究也需知情同意。对于少部分符合条件的回顾性研究（例如患者已死亡或失访）可申请豁免知情同意，可采用泛知情。对仍处于治疗及随访阶段研究参与者，即使是回顾性研究也不符合豁免知情同意的条件。

通过信件、电话或网络等形式的知情同意，可作为特殊情况下的补充措施。

研究者应妥善保存研究参与者签名的原始书面文件，或录音、图片等研究参与者知情同意的原始证据。

（八）样本采集、使用、补偿

出于科学研究的目的，IIT通常会收集研究参与者的样本（包括血液、组织、尿、大便、唾液、骨髓等）开展探索性研究。尽管部分样本可从临床常规采集的剩余样本中获取（如临床常规化验后剩余的血液或手术切除后病理检测之外的多余标本），但部分还需另行采集（如用于流式检测、测序及免疫细胞分析的样本等）。伦理审查时应注意研究方案和知情同意书中是否详细说明需要收集哪些样本、具体采集数量，需要检测哪些指标。若需要将样本外送到中心实验室或第三方机构进行检测，还需说明检测机构的名称和所在地，以及样本检测后如何处理。伦理审查委员会可以要求研究者及承担检测的机构提供样本处理承诺函，承诺样本只用于本研究和伦理批准的检测项目，不做其他用途；说明研究结束后剩余样本的处理方式，是返还给本研究中心还是由谁保管或销毁，以及保管时长。如果样本会用于未来其他研究，应在知情同意中明确，并建议通过分层同意的方式给予研究参与者选择是否同意参加的机会。如生物样本的使用涉及商业目的，应在知情同意书中明确，并说明研究参与者是否可以从中得到经济获益。

伦理审查时还应注意甄别，明确哪些样本是专为研究目的另行采集，因研究目的另行采集的样本，不应收取研究参与者的检测费用，还应给予研究参与者一定额度的经济补偿。伦理审查委员会可根据各地区的实际情况，提供参考的补偿标准，并要求在知情同意书中明确说明补偿的具体金额和给付方式。

（九）研究参与者损伤赔偿

医疗卫生机构是临床研究实施的责任主体，也是负责 ITT 相关研究参与者伤害的赔偿主体。伦理审查应重点关注知情同意书是否明确说明对研究参与者损伤的赔偿及补偿，以及相关条款是否恰当。例如"已为研究参与者购买医疗保险，对于研究参与者因研究药物造成的严重损伤保险公司会给予合理赔偿"此类似是而非的描述，准确地表述应该是"研究购买了临床试验责任险"，且赔偿主体是研究机构和研究者而非保险公司；此外"合理赔偿"的描述不规范，建议改为"依法赔偿"，且赔偿范围应改为"研究相关的损伤"，而不仅限于药物相关。

细胞治疗等创新技术研究，必须为研究购买保险。

（十）试验药物或器械以及相关检测的费用

《医疗卫生机构开展研究者发起的临床研究管理办法（试行）》明确规定"不得违反临床研究管理规定向研究参与者收取与研究相关的费用，对于研究参与者在受试过程中支出的合理费用还应当给予适当补偿。"

研究者和相关检测机构不得向研究参与者收取与研究相关的费用，不应让研究参与者因参加临床试验而增加额外经济负担。

IIT中通常存在常规诊疗和研究性干预措施并存情况，伦理审查委员会在评审过程中应咨询及听取相关专业的专家意见，明确区分哪些检查和治疗是临床常规，哪些是研究相关检查和治疗。

IIT中作为研究性干预的超适应证的药物或器械等需全免费，即使是符合适应证产品，也应尽量免费提供药物，建议各伦理审查委员会与本地区或本机构IIT管理部门协同制定统一标准并明确向研究者公示，例如提供不少于50%的免费药物，对某些已上市药品临床销售中本身就存在"买–赠"的情况，提供给研究参与者的免费药物比例应高于常规赠药。

因研究目的增加的检查项目应予免费。对临床研究经费不足以完成临床研究的不予立项，研究者不得以"经费不足"为由拒绝提供免费研究药物和研究相关检查。

参考文献

1. 中华人民共和国民法典.2020.

2. 中华人民共和国个人信息保护法.2021.

3. 中华人民共和国生物安全法.2020.

4. 中华人民共和国药品管理法.2019.

5. 赫尔辛基宣言.2013.

6. 中华人民共和国国务院.中华人民共和国人类遗传资源管理条例.2019.

7. 中华人民共和国国务院.病原微生物实验室生物安全管理条例.2018.

8. ICH. Guideline For Good Clinical Practice. 2016.

9. 国家药品监督管理局、国家卫生健康委员会.药物临床试验质量管理规范.2020.

10. 中共中央办公厅、国务院办公厅.关于加强科技伦理治理的意见.2022.

11. 国家药监局.国家卫生健康委关于发布药物临床试验质量管理规范的公告.2020.

12. ICH. E3 Structure and content of clinical study reports. 1996.

13. ICH. ICH Harmonised Guideline：Nonclinical Evalua-

tion of Anticancer Pharmaceuticals S9. 2009.

14. ICH. ICH Harmonised Guideline：General Consideration for Clinical Studies E8（R1）. 2021.

15. Geneva：Council for International Organizations of Medical Sciences （CIOMS）. International Ethical Guidelines for Health – related Research Involving Humans. 2016.

16. 国家食品药品监督管理总局.中华人民共和国国家卫生和计划生育委员会.医疗器械临床试验质量管理规范.2016.

17. 国家市场监督管理总局.医疗器械注册与备案管理办法.2021.

18. 国家市场监督管理总局.药品注册管理办法.2020.

19. 中华人民共和国国家卫生和计划生育委员会.涉及人的生物医学研究伦理审查办法（第11号）.2016.

20. 国家卫生健康委员会.医疗卫生机构开展研究者发起的临床研究管理办法（试行）.2021.

21. 中华人民共和国国家卫生健康委员会.涉及人的生命科学和医学研究伦理审查办法（征求意见稿），2021.

22. 国家卫生健康委员会.医疗卫生机构科研用人类生物

样本管理暂行办法（征求意见稿）.2022.

23. 国家药品监督管理局药品审评中心.药物临床试验期间安全信息评估与管理规范（试行）.2018.

24. 国家药品监督管理局.真实世界证据支持药物研发与审评的指导原则（试行）.2020.

25. 国家药品监督管理局药品审评中心.以患者为中心的临床试验实施技术指导原则.2022.

26. 国家药品监督管理局药品审评中心.以临床价值为导向的抗肿瘤药物临床研发指导原则.2021.

27. 国家药品监督管理局药品审评中心.药物临床试验数据管理与统计分析计划指导原则.2021.

28. 国家药品监督管理局药品审评中心.新冠肺炎疫情期间药物临床试验管理指导原则（试行）.2020.

29. 国家药品监督管理局药品审评中心.药物临床试验适应性设计指导原则（试行）.2021.

30. 国家药品监督管理局药品审评中心.药物临床试验数据监查委员会指导原则（试行）.2020.

31. 国家药品监督管理局药品审评中心.药物临床试验富集策略与设计指导原则（试行）.2020.

32. 国家药品监督管理局药品审评中心.药物临床试验期

间方案变更技术指导原则（试行）.2022.

33. 国家药品监督管理局药品审评中心.免疫细胞治疗产品临床试验技术指导原则（试行）.2021.

34. 国家药品监督管理局药品审评中心.抗肿瘤药联合治疗临床试验技术指导原则.2020.

35. 国家药品监督管理局药品审评中心.抗肿瘤治疗的免疫相关不良事件评价技术指导原则.2022.

36. 国家药品监督管理局药品审评中心.抗肿瘤药首次人体试验扩展队列研究技术指导原则（试行）.2021.

37. 国家药品监督管理局药品审评中心.基因治疗产品长期随访临床研究技术指导原则（试行）.2021.

38. 国家药品监督管理局药品审评中心.药物真实世界研究设计与方案框架指导原则（征求意见稿），2022.

39. 国家药品监督管理局药品审评中心.药物临床试验期间安全性数据快速报告标准和程序.2018.

40. 国家药品监督管理局药品审评中心.研发期间安全性更新报告管理规范（试行）.2020.

41. 国家食品药品监督管理局.药物临床试验伦理审查工作指导原则.2010.

42. U.S Food and Drug Administration. Guidance for Indus-

try：Placebos and Blinding in Randomized Controlled Cancer Clinical Trials for Drug and Biological Products. 2019.

43. 中医药局.中医药临床研究伦理审查管理规范.2010.

44. 国家卫生健康委医学伦理专家委员会办公室 中国医院协会.涉及人的临床研究伦理审查委员会建设指南.2020.

45. 国家卫生计生委 食品药品监管总局.干细胞临床研究管理办法（试行）.2015.

46. 食品药品监管总局.细胞治疗产品研究与评价技术指导原则（试行）.2017.

47. 方案偏离的处理与报告工作指引.2020.

48. 已上市抗肿瘤药物增加新适应证技术指导原则.2014.

49. 北京市卫生健康委员会.CAR-T细胞免疫疗法临床研究伦理审查指南.北京：北京市卫生健康委员会，2020.

50. 中国抗癌协会中国肿瘤临床试验稽查协作组.抗肿瘤药物临床试验中心实验室使用专家共识.2019.

51. 中国抗癌协会中国肿瘤临床试验稽查协作组.注册类抗肿瘤药物临床试验延伸给药共识.2019.

52. 中国抗癌协会医学伦理学专业委员会.肿瘤临床研究研究参与者知情同意共识.2021.

53. IRB Council.Guideline for Using Magnitude of Harm in Categorizing Risk Level EB/OL.2017-0702.https：//research.medicine.umich.edu/office-research/institutional-reviewboards-irbmed/guidance/guidelines-using-magnitude-harm-cate gorizing-risk-level.

54. 上海市临床研究伦理审查委员会.人类生物样本库伦理审查范本》.医学与哲学，2020，41（2）：74-80.

55. 洪明晃.十问十答研究者发起的临床研究 https://www.sohu.com/a/374775806_100202861.

56. 张海洪，熊保权，丛亚丽.伦理审查质量：以真实世界研究的伦理审查质量改进为例.医学与哲学，2021，42（21）：5.

57. 张琼光，宋福鱼，宁靖，等.从检查员视角看新修订药物临床试验质量管理规范》对伦理审查委员会的要求.中国临床药理学杂志，2021，37（24）：3385-3388+3396.

58. 于浩，潘岩，武志昂，等.药物临床试验伦理审查质量风险的管理研究.中国药房.2020，31（10）：

1153-1157.

59. 洪雪，雷雅钦，王筱宏，等.不依从/违背或偏离方案报告方法改进的总结与探讨.中国医学伦理学，2020，33（10）：1199-1202+1209.

60. 訾明杰，李晓玲，母双，等.方案违背的伦理审查与管理.中国医学伦理学，2020，33（02）：165-168.

61. 江世雄，孙耀志，高松，等.临床试验参与者管理研究.中国卫生产业，2015，12（35）：165-166.

62. 王晓敏，粟志英，胡蝶花，等.基于伦理审查的视角对临床试验中非预期严重不良事件的分析.中国临床药理学杂志.2019，035（017）：1924-1926.

63. 曹烨，陈文娜，吴跃翰，等.新版GCP施行后临床试验机构严重不良事件/可疑非预期严重不良反应报告现状分析与建议.中国新药杂志，2021，30（10）：947-952.

64. 熊宁宁，刘海涛，胡晋红，等.伦理审查委员会制度与操作规程.北京：科学出版社，2021.

65. 吴大维，于安琪，阎昭，等.我国药物临床试验机构安全性报告要求的现状分析.中国新药杂志，2021，30（16）：1503-1508.

66. 张娟，张会杰.药物临床试验伦理跟踪审查中的问题与对策.中国医学伦理学.2018，31（08）1048-1051.

67. 宋苹，唐雪春，梁伟雄，等.建立"三级质控"体系，提高药物临床试验质量.中国新药杂志，2005，14（7）：896-897.

68. 熊宁宁，刘海涛，李昱，等.涉及人的生物医学研究伦理审查指南.北京：科学出版社，2014.

69. Lipworth，Cameron，Stewart Shih-Ning，et al. A framework for ethics review of applications to store，re-use and share tissue samples. Monash bioethics review，2021，39（1）：115-124.

70. Carol J，Weil.Ethical，Legal，and Policy Issues Surrounding Biospecimen Research Conducted or Supported in the USA. Biopreservation and biobanking，2022.

71. 郜恒骏.中国生物样本库-理论与实践.科学出版社.2018.

72. 陈曲波.生物样本库质量体系文件范例.人民卫生出版社.2020.

73. 许重远，白楠，曹玉，等.临床试验安全性报告工作指引（试行版）.中国临床药理学杂志.2020，35（21）3522-3529.

74. 王晶.规范伦理跟踪审查提高临床研究伦理监管力度.中国医学伦理学，2018，31（6）729-731.

75. 周运翔，田晓花，李俊南，等.新药I期临床试验伦理跟踪审查存在的问题及解决措施.中国医学伦理学.2020，33（03）349-354.

76. 余中光，李宗云，李素娟，陈虎，陈燕芬.基于风险受益比的国内外临床研究伦理审查现状研究.中国医学伦理学，2021，34（03）：323-327.

77. 江学维，曹江，梁蓓蓓，蔡芸，王瑾，王睿，白楠.研究者发起的临床研究的风险评估及伦理审查.中国新药杂志，2017，26（22）：2714-2718.

78. RID A，WENDLER D. A framework for risk-benefit evaluations in biomedical research. Kennedy Inst Ethics J，2011，21（2）：141-179.

79. 汪秀琴.临床研究的伦理审查——跟踪审查.中国医学伦理学，2011，24（05）：677-678.

80. 董平平，张志敏，秦叔逵.临床试验伦理审查中风险与受益评估初探.中国医学伦理，2016，29（04）：

639-641.

81. 张增瑞，刘小燕，张洁，等.研究者发起的临床研究之伦理跟踪审查探究.医学与哲学，2020，41（09）：34-35+47.

82. 吕文文，张维拓，胡婷婷，等.风险识别在研究者发起的临床研究项目管理中的应用.中国新药与临床杂志，2019，38（07）：399-403.

83. 陈永法，李潜.基于QALY的超说明书用药风险管理.中国新药杂志，2015，24（01）：5-7，21.

84. 张姝，杨竞，徐剑铖，等.儿童临床试验伦理审查规范（重庆标准）.中国医学伦理学，2019，32（03）：412-418.

85. Rondel RK，Varley SA，Webb CF. Clinical Data Management，2nd ed. UK Chiehest：John Wiley&Sons，2000：1-19.

86. 卜擎燕，熊宁宁，邹建东，等.从临床研究数据管理角度设计病例报告表.中国新药杂志，2007，16（5）：339-343.

87. Brierley CK，Staves J，Roberts C，et al. The effects of monoclonal anti-CD47 on RBCs，compatibility testing，

and transfusion requirements in refractory acute myeloid leukemia. Transfusion. 2019；59（7）：2248-2254.

88. 李会娟，苑杰，武阳丰.研究者发起的临床研究中常见伦理问题及监管考量.医学与哲学，2022，43（07）：6-10.

89. 吴一龙，陈晓媛，杨志敏.真实世界研究指南，2019.

90. Gerber DE，Singh H，Larkins E，et al. A New Approach to Simplifying and Harmonizing Cancer Clinical Trials-Standardizing Eligibility Criteria. JAMA Oncol. 2022；8（9）：1333-1339.

91. 郭爽：IIT—研究者发起的研究/试验 https：//zhuan-lan.zhihu.com/p/373775418.

92. 刘丹，周吉银.真实世界研究的伦理审查问题与对策研究.中国医学伦理学，2021，34（12）：1561-1566.

93. 曹利波，王天珩，宋蓓，等.试验用药品管理中存在的问题及解决对策.海峡药学，2022，34（7）：149-152.

94. 冯惠平，王志榕，郑小敏，等.临床试验用药品管理存在的问题及对策分析.中国医药指南，2020，18

（34）：33-35.

95. 蒋云，刘小保，汤清涛，等.新冠肺炎疫情下抗肿瘤
    药物临床试验中研究参与者访视管理的紧急应对.肿
    瘤药学，2020，10（S1）：11-15.

96. 陈晓云，沈一峰，熊宁宁，等.医疗卫生机构泛知情
    同意实施指南.中国医学伦理学，2020，33（10）：
    1203-1209.

97. 廖红舞，郝纯毅，张雷，等.临床研究中方案违背的
    伦理审查策略.中国医学伦理学，2019，32（06）：
    712-715.

98. 雷永芳，杜艾桦.临床试验信息化平台在伦理跟踪审
    查中的作用.医药导报，2022，41（10）：1545-
    1548.

99. 陈苑，叶苗苗，张园海，等.医院临床试验伦理跟踪
    审查工作的实践与体会.医院管理论坛，2020，37
    （03）：57-60.

100. 雷良华，周秋莲.建立规范的临床试验伦理审查机
     制的思考.中国医学伦理学，2018，31（06）：726-
     728+735.

101. 吴翠云，曹国英，伍蓉，等.临床试验伦理审查委

员会对临床研究中不依从/违背或偏离方案报告的管理.中国医学伦理学，2018，31（03）：328-331.